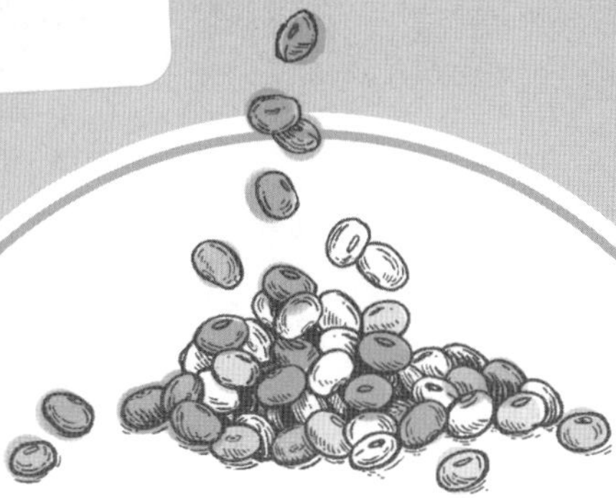

體內排濕

擺脫精神不振、
虛胖水腫、
胸悶腹脹、
關節痠痛等問題，
教你培養百病自癒力

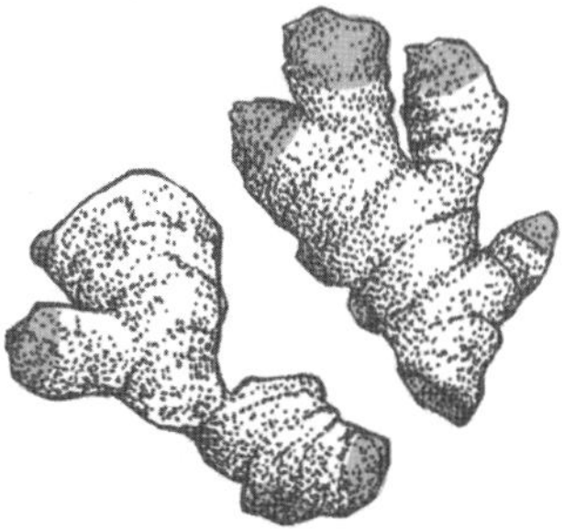

王柳青、翟煦
著

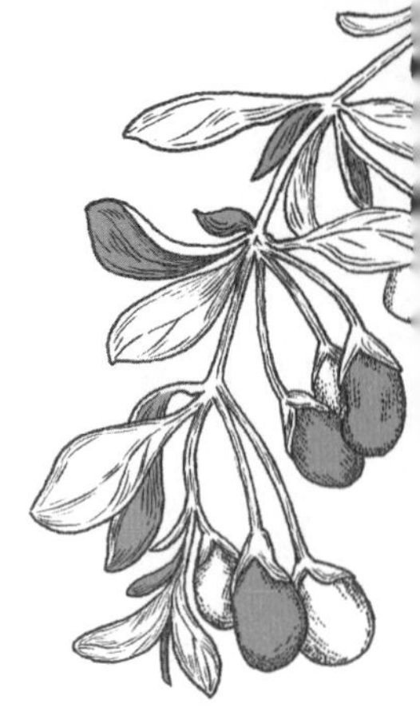

目錄

第1章 關於濕氣，你需要知道的全在這裡

第2章 濕氣的危害

第3章 瞭解濕氣在體內哪裡淤積了，才能無濕一身輕

第4章 順時生活：一年四季隨手可做的美味食物

第5章 不做無用功，對應症狀祛濕中藥湯

第6章 寒濕、濕熱、風濕，對應體質祛濕中藥茶

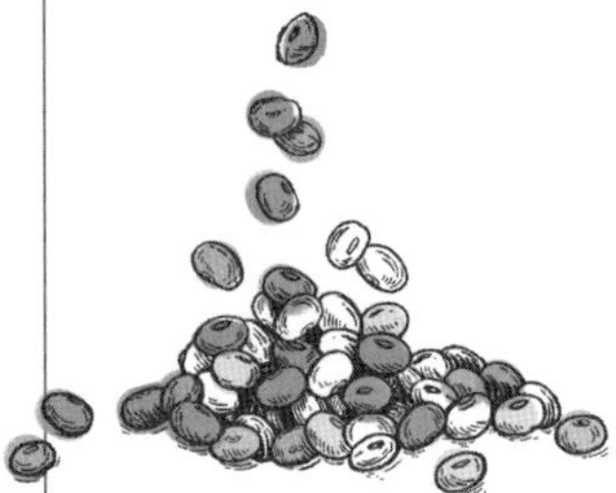

第7章 經絡不通，用藥無功

第8章 人人都可上手做的艾灸、穴位按摩、泡腳

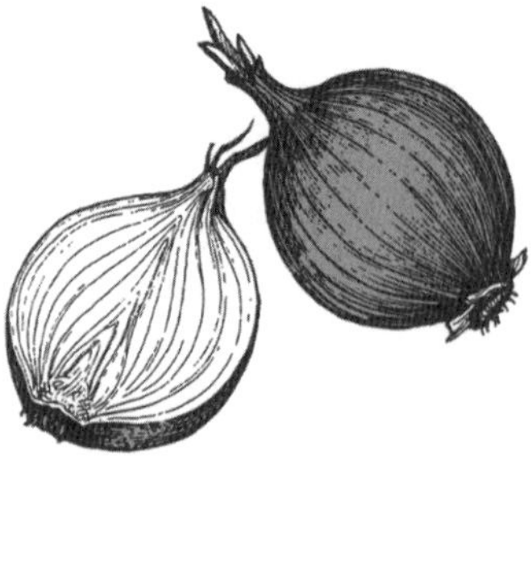

第1章

關於濕氣，你需要知道的全在這裡

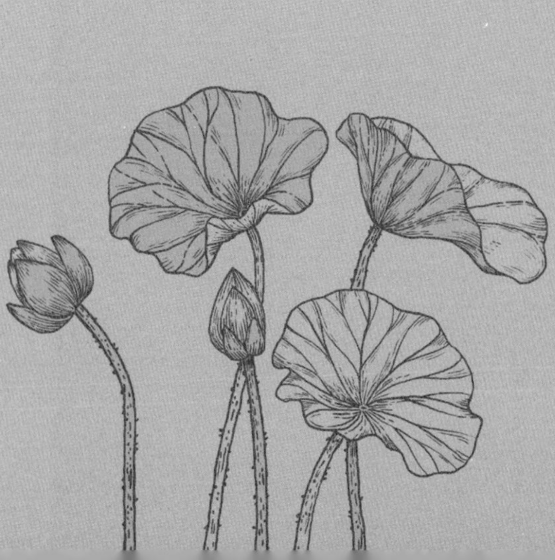

隨著中醫養生文化與知識的傳播和普及，人們對「濕氣」、「痰濕」、「祛濕」等中醫詞彙已經有了普遍認識，但眞正深入瞭解所謂「濕氣」的人卻很少。其實，只有眞正瞭解「濕氣」，使體內的濕氣妥善運作，同時有效避免或祛除外部侵入的濕氣，才能保持身體健康。

01／濕氣重的感覺，就像在大霧裡走路

說起「濕氣」一詞，大家並不陌生。首先，從「濕」字的字形來看，「濕」字的偏旁是三點水；從字義來看，「濕」是指沾了水或水分多，與「燥」相對。所以濕氣的本質是水。之所以說本質，是因為濕從水來，卻不等於水。在人體或自然界內，濕和水之間是相互轉化的。人體的水分、養分必須通過陽氣的溫煦和氣化作用生成精微物質，才能運輸到全身。

我們通常所說的濕氣，是指**人體內水分代謝異常出現的多餘的物質**。濕氣在人體內無法得到正常的疏泄，日積月累，就成了中醫理論中的邪氣之一，也是病機的一種。濕氣屬陰邪，性質重濁而黏膩，在人體內淤積過重就會阻滯氣的活動，不利脾的運化。

如果無法準確理解身體濕氣重的感覺，可以試著想像人在潮濕的大霧裡走路，感覺又黏又濕，走起路來極不爽快。人體氣血運行也是一樣的，當人體內濕氣重到一定程度，氣的正常運行就會受到阻滯，氣機不暢；嚴重的話，甚至會產生瘀堵，導致身體不適或產生病變。

重要的是，前面我們提到**人體內的水分代謝，需要靠陽氣的作用才能正常運行**。當身體因為濕氣過重，就會加重水分代謝異常，濕氣會更重，久了便形成一個惡性循環。

濕氣，是人類身體健康的敵人。所謂「知己知彼，百戰百勝」，我們不僅要瞭解什麼是濕氣，還要瞭解濕氣的特點：

- **普遍性**：所謂「十人九濕」，在現代社會中，濕氣重是一個普遍存在的問題。許多人體內都有濕邪潛伏，有濕邪潛伏的人，舌苔一般厚且膩。
- **難癒性**：「千寒易除，一濕難祛。濕性黏濁，如油入面。」這句古話足以說明，濕邪非常難纏，不易祛除。正因為如此，要化解濕氣不僅要趁早，還要堅持，才能有效地祛濕。

- **有害性**：濕氣之所以有危害性，是因為許多慢性、急性病，比如脂肪肝、高血脂、氣喘、高血壓、心、腦血管疾病等，甚至惡性腫瘤，或多或少都跟體內的濕濁有關聯。
- **進展性**：濕氣不僅難以祛除，反而會進一步發展為濕濁。濕濁容易上侵下擾，沉積於血管，誘發急性心腦血管疾病、滋生動脈硬化，增高血液黏稠度，造成高尿酸、高血壓、高血糖等一系列代謝性「富貴病」，或導致男性性功能障礙，女性多囊性卵巢症候群、不孕不育等。
- **重濁性**：濕氣重的人們常覺得身體有如千斤重，或是像戴了頭盔那樣，頭悶住的感覺，而且會有整個下半身比較重、提不起勁、腳舉不太起來的乏力感。
- **黏滯性**：濕氣的黏膩停滯主要體現在兩個方面，一個是濕氣導致黏滯不清爽，具體表現為排泄物黏膩不暢或分泌物滯澀不暢；另一個方面是濕氣重引起的疾病大都病程較長，不易治癒。

人體濕氣重的直接原因是人體水分代謝的異常，**根本原因與個人的生活及飲**

食習慣不好有關。簡單來說，濕氣重都是我們自己造成的。

說到人體的水分代謝，其實，如果我們維持良好的生活習慣，順應時令生活，是可以保持人體水分代謝正常的。但是，現代人的生活習慣普遍存在一些問題，飲食上好食肥甘厚味、冰冷食物等，造成人體水分代謝異常，便容易出現水腫、濕氣重等情況。

如果你的皮膚狀態不好，經常油膩、毛孔粗大、臉上長斑、容易長痘生瘡；如果你的大便不容易成形，還特別臭，常常黏在馬桶上；經常口臭，還口腔味道很重；精神不振，容易困倦；肚子大，身體肥胖，卻不強壯……建議你檢查一下是否源於自身濕氣重的問題。

> POINT
>
> **下半身重，疾病纏綿難癒，都是濕氣導致的結果。**

一旦體內濕氣堆積過重，濕氣可能會造成頑固性肥胖，顧名思義，頑固性肥胖是很難改善和擺脫的肥胖問題。除此之外，它還會引發一系列高血壓、高血脂，甚至惡性腫瘤等嚴重疾病。

據現代醫學資料統計，肥胖、水腫、腹脹、濕疹、皮膚炎、氣喘、過敏、足癬、痤瘡（俗稱青春痘）、泌尿系統感染、女性白帶增多、陰部搔癢等60種以上的疾病和症狀都與濕氣有關。濕氣大大影響了我們的身體健康。所以，如果身體真的存在濕氣重的問題，一定要注意祛濕。

02／歷代典籍中提及「濕氣」的概念

在很早以前，濕氣這個詞就出現在中醫典籍裡了。各醫家所提的濕氣，不僅包括「外感六淫」，也就是外部濕氣，還包括「內生五邪」，也就是身體內部的濕氣，《金匱要略》首次提出「痰飲」的概念，並且應用至今。到明清時期，醫家才提出濕氣的說法。

接下來，我們梳理一下歷代典籍中提到的濕氣概念。

《黃帝內經》中的「積飲」

《黃帝內經》中關於身體內水分的描述都停留在病理概念的詞彙上，比如說：水飲、溢飲、水腫等。由此可見，古人已經知道，身體內水分過多會引起很多不適症狀，比如在《黃帝內經・素問・五常政大論》中有一段這樣的描述：「沉陰化，濕氣變物，水飲內蓄，中滿不食，皮肉苛，筋脈不利，甚則胕腫，身後癰。」意思就是說，（天地間的）水濕從陰化，人體內容易出現水液運輸失常、腹中脹滿、皮膚麻痺、肌肉不仁、筋脈不暢通，甚至有浮腫、背部發炎及化膿等症狀。

此外，在《黃帝內經・素問・六元正紀大論》中還有「太陰所至為濕生，終為注雨……太陰所至為積飲否隔……」這一片段的背景是這樣的：黃帝問岐伯天地間五運六氣之於人類養生有何影響，岐伯的回答就包括這段內容。這段內容的意思是，太陰濕土之氣來臨時，人的身體多表現為沉重浮腫的狀態，而根據自然六氣的變化，人們可以推斷出疾病的進展，比如**濕氣偏盛，人類就會拉肚子，嚴重的話，會因水氣閉塞造成身體浮腫**。

《黃帝內經》中的「溢飲」

在《黃帝內經・素問・脈要精微論》中有關於「溢飲」的一段描述：「岐伯

曰：『……其軟而散色澤者，當病溢飲，溢飲者渴暴飲，而易入肌皮腸胃之外也。』」

《脈要精微論》主要是圍繞把脈要領和通過脈象判斷疾病的內容。這段話的意思是，如果把到脈軟而發散，患者臉色鮮豔，就可以判斷患者為自身體虛，平時經常口渴而暴飲，水來不及化氣，水氣直接外溢到皮膚肌肉和腸道外的空間，造成體虛，這種情況就叫「溢飲」。

除此以外，《黃帝內經．素問．水熱穴論》中還提到了水分過多引起身體水腫的原因。「腎俞五十七穴，積陰之所聚也，水所從出入也。尻上五行行五者，此腎俞。故水病下為胕腫大腹，上為喘呼，不得臥者，標本俱病。故肺為喘呼，腎為水腫，肺為逆不得臥，分為相輸俱受者，水氣之所留也。」

從這段話中，可以看出，要治療「水腫」，腎為本，肺為標。肺和腎都有可能因積聚水分而產生疾病。

《金匱要略》首提「痰飲」

《金匱要略》是東漢著名醫學家張仲景所著《傷寒雜病論》的雜病部分，其中提到「痰飲」一詞的片段是：「問曰：『四飲何以為異？』師曰：『其人素盛今瘦，水走腸間，瀝瀝有聲，謂之痰飲。飲後水流在脅下，咳唾引痛，謂之懸飲。飲水流行，歸於四肢，當汗出而不汗出，身體疼重，謂之溢飲。咳逆倚息，短氣不得臥，其形如腫，謂之支飲。……夫病人飲水多，必暴喘滿。』」

書中提到的「痰飲」一詞是指蓄留在腸胃之間的水分，與之相並列的概念還有「懸飲、溢飲、支飲」，區分它們的要素就是根據水分蓄留的位置。

其中「痰飲」是最容易發生的現象，水濕蓄留在腸胃之間，腹部因此而脹滿，有腸鳴音或水聲，更嚴重的還會產生腹水。

「懸飲」是指水濕蓄留在胸腔和橫膈膜上，經常會感到胸脹，咳嗽、深呼吸時經常有牽引的痛感。

「支飲」是指水濕蓄留在心臟和肺部，水分留在心臟會加重心臟的負擔，留在肺部，佔用肺部原本用來儲存和交換氣體的空間，會降低肺儲存和交換氣體的能力。如果你發現你自己或周圍的人，經常深吸一口氣就咳嗽，或者每天都咳出清白的、帶泡沫的痰，這都是水濕蓄留心肺的表現。

「溢飲」則是指水濕停留在四肢或皮膚，造成四肢沉重、骨頭痠脹、小便不暢等不適症狀。

隋代《諸病源候論》中的「百病皆為痰作祟」

隋唐時期的眾醫家對「痰」和「飲」有了進一步的瞭解。其中，最具進步意義的是隋代時期醫學家巢元方所著的《諸病源候論》，這是第一部講解疾病成因、病理現象及臨床症狀的中醫專著。

在《諸病源候論》中，巢元方就提出了「百病皆為痰作祟」的觀點，他認為，造成痰飲的原因是氣脈閉塞，津液不通，水飲氣蓄留於胸腑，就形成了痰。

唐代《千金翼方》中的「五飲」之說

《千金翼方》出自唐代時期，是中國現存最早的醫學百科全書，作者為著名醫學家孫思邈。在這本著作裡，孫思邈延續了秦漢時期的「痰飲」說法，並明確將「飲」分為五種形式，提出了「五飲」之說。這部分內容在《千金翼方．痰飲第四》中有所體現：「大五飲丸：主五種飲，一曰留飲，停水在心下；二曰澼飲，水澼在兩脅下；三曰痰飲，水在胃中；四曰溢飲，水溢在膈上五臟間；五曰流飲，水在腸間，動搖有聲。夫五飲者，皆由飲酒後傷寒，飲冷水過多所致方。」

POINT

氣脈閉塞，津液不通，就形成了痰。

雖然沿用了秦漢時期「痰飲」的說法，但是《千金翼方》的劃分更細緻也更明確。它將蓄留在心下的水分稱為「留飲」；將蓄留在身體兩側、胸脅部位的水稱為「澼飲」；將蓄留在腸胃間的水分叫作「痰飲」；將停留在橫膈上以及各個臟腑組織之間的水分叫作「溢飲」；將流竄在腸胃間，會發出腸鳴聲音的水分叫作「流飲」。

隋唐之後的醫家就「痰」和「飲」做了進一步探究。宋代楊士瀛在《仁齋直指方論》中明確提出了「痰」和「飲」的區別：稠濁者為痰，清稀者為飲。

元代醫學家朱震亨在《丹溪心法》中首次提出「痰邪」一詞。朱震亨認為治病當以「痰」為主，同時描述了痰的流動性。

明代《景嶽全書》中的「痰飲」

明代著名醫家張景嶽在歷代醫學家研究的基礎上，著有《景嶽全書》，在其中的《貫集．雜證謨．痰飲篇》內，對「痰飲」做了詳細的定義、論證和論治。

其中論證一共有六則：「止有積飲之說，本無痰證之名」、「痰之飲，雖曰同類，而實有不同也」、「痰即人之津液，無非水穀之所化」、「痰涎本皆血氣」、「痰有虛實，不可不辨」、「五臟之病，雖俱能生痰，然無不由乎脾腎。蓋脾主濕，濕動則為痰；腎主水，水泛亦為痰」。

論治方面，張景岳在《景嶽全書》的《貫集．雜證謨．濕證篇》中提出：「諸濕腫滿，皆屬於脾。諸痙項強，皆屬於濕，太陰司天，其化以濕。濕氣大來，土之勝也，寒水受邪，腎病生焉。」

中醫的智慧博大精深，對於濕氣的認識和治療經驗已經相當成熟，但是為什麼現代人仍深受濕氣困擾？因為濕氣的產生與我們自身生活習慣息息相關，大部分人都因為不良的生活習慣，導致體內有濕氣，身體較為虛弱，雖然不至於引起疾病，但我們應該反思自己的生活習慣，結合自身體質特性，做好祛濕防濕，才能保持健康。

03／濕氣越重，壽命越短

解剖學家海佛列克根據細胞分裂次數和時間間隔，推算出人類可以活到一百二十歲，但是幾乎沒人能活到這個歲數。影響人類壽命長短的因素有遺傳、生活環境、醫療條件、生活方式；其中生活方式影響最大，堪稱是左右壽命最重要的一項因素。

而體內濕氣重就是由不良生活方式造成的，因此，進一步來講，濕氣越重，說明生活方式越不健康，壽命越短。這種說法毫不誇張，在臨床上，濕氣是十分常見的病因，且致病廣泛，與多種系統疾病都有關聯。如呼吸系統、心血管系統、消化系統、神經系統疾病，都可以從濕氣的角度尋求病源。

肺部濕氣重：舌頭胖大、呼吸急促、胸悶

肺部濕氣重的主要症狀為持續性地咳嗽、咳痰，痰液為白色，量多，含有的水分充足，且特別稀薄，容易被咳出。除了這幾個主要症狀之外，可能還伴隨其他症狀，比如呼吸道的喘息、氣促、胸悶、氣短等；口腔黏膜有大量唾液滲出，舌頭胖大、舌質淡、舌苔白而厚膩；皮膚比較潮濕、油膩，容易出現毛囊炎；乏力、消瘦、食慾不振、精神萎靡等一系列的症狀。

據統計，呼吸系統疾病在都市的死亡率佔第三名。當然，呼吸系統疾病不只是由肺部出現問題所引起的，但是濕氣重確實是引起此類疾病的主要因素之一。

濕氣重可誘發心血管系統疾病

世界衛生組織指出，心血管疾病是全球死亡的主要原因，每年造成全球約一千七百九十萬人死亡。中醫認為，濕氣重是誘發心腦血管等疾病的原因之一。雖然濕氣重和氣血不足是完全不同的兩種徵候，但二者之間並非毫無關聯。體內濕氣重，會傷及脾胃，造成脾胃虛弱，而**脾胃為氣血生化之源**，脾胃虛弱，則其

將飲食精微轉化成氣血的功能就會不足，進而造成氣血不足，心臟和腦部供血不足，容易引發心腦血管等疾病。

腹脹、便秘、嘔逆多為濕氣重

在人體器官中，腸胃扮演著重要的角色，一旦腸胃功能出現異常，那麼食物的消化吸收就無法正常進行。一般情況下，腸胃濕氣重有兩種情況，濕熱重和寒濕重。然而，不管是哪種濕氣重，大致都有如下症狀：腹脹、腹痛、便秘、大便不成形、腹瀉、反酸、嘔逆等。

頭沉、頭痛反覆發作

如果濕氣侵入頭部，致使頭部氣血無法正常運行、不通暢，就會導致頭部出現疼痛感。由於濕氣有重濁性的特點，**由濕氣引起的頭痛往往伴有沉重感**。又由於濕氣有黏滯性，這種頭痛會纏綿難癒，反覆發作。這就是由濕氣重引起的神經性頭痛，治療調理應從祛濕氣入手。

濕氣致病，為害甚廣。除了以上系統疾病，濕氣與免疫系統、腸道微生物等疾病之間的關係也很密切。由此看來，濕氣已經直接威脅到人類的健康，進而影響到人類的壽命，值得大家重視。

04／氣候潮濕、嗜食肥甘厚味、心情低落容易形成體內濕氣

要想祛除體內的濕氣，弄清楚濕氣的形成原因或來源尤為重要。唯有明確這一點，才能辨證施治，對症下藥，達到有效祛除體內濕氣的效果。

中醫認為，人體內濕氣形成的原因有兩種：外感和內生。下面我們就從這兩個方面分析一下濕氣形成的原因。

外感濕氣

外感濕氣，就是外感六淫「風寒暑濕燥火」中的濕邪，主要來自潮濕的氣候，或涉水淋雨、居住在潮濕的地方、穿著汗水沾濕的衣服等。

外感濕氣屬陰性，它從來不孤軍奮戰，而總是與其他邪氣一起「狼狽為奸」：濕氣與風邪結合為「風濕」，濕氣與寒邪結合為「寒濕」，濕氣與熱邪結合為「濕熱」。

風濕

提到「風濕」，人們最常想到的就是風濕病，以入侵人體關節、骨骼、肌肉、血管及相關軟組織或結締組織為主的疾病，其中多數為自體免疫疾病。

中醫裡的「風濕」一詞，與此截然不同，它指的是風邪與濕氣一起侵入身體而引起的疾病或症狀。症狀常是頭痛、發熱、小便少、關節痠痛、不能屈伸等。

寒濕

寒邪和濕氣一起侵入人體會傷脾，造成脾虛，進而阻礙人體內的氣血運行。常見症狀為關節、筋骨疼痛，比如膝關節炎、肘關節炎等等。一般情況下，人體內寒濕邪氣過多會比較容易怕冷，遇到寒冷的天氣，怕冷的感覺會加重，讓你更怕冷。

濕熱

濕熱，又叫濕溫之病，容易在夏季發生。

從氣候上來看，濕熱是很多地區夏季常見的氣候。從中醫理論來看，濕熱是夏季人體易感的邪氣。因為夏季天氣炎熱又多雨，在高溫天氣下，人體皮膚上的毛孔經常處在張開的狀態。在這種情況下，濕氣更容易在熱邪的助力下，趁機侵入人體，進而產生諸多不適，如食慾不振、身體困重乏力，甚至是頭痛。

相比於寒濕的症狀，濕熱不會怕冷，一般會有點怕熱，甚至是心裡煩熱，身體的外部表現為發紅、發熱之類熱的症狀。

內生濕氣

內濕的產生多是因為人們不良的生活習慣。比如嗜食「肥甘厚味」的食物，所謂肥甘厚味，一般是指油膩、甜膩的精緻食物或味道濃厚的食物；又如愛吃生冷瓜果和甜食，並且食入過多。這些都容易導致脾氣不運，導致濕自內生，水濕停聚。

還有一個原因就是臟腑功能虛弱，導致人體內水分代謝異常。從臟腑功能來說，**人體的水液代謝是以脾、肺、腎三臟為中心完成的。**其中，脾主運化，如果脾虛，就會運化不利，進而導致體內濕氣重；腎主水，就是主管人體內水液代謝，所以，如果腎臟虛弱，會導致人體水分代謝不利，造成濕氣重、水腫等狀態。

肺對水液有宣發肅降的作用，且在肺的呼氣過程中，也排出了少量的水分，一旦肺部虛弱，就無法正常將水液輸送全身，造成水液停留積聚、濕氣過重。

外濕與內濕之間會互相影響，外濕雖然是由於外部環境的濕氣而導致生病，但是濕氣進入體內也會傷脾。

脾的主要功能是運化水液與水穀[1]，脾受傷後就會使濕濁內生，內濕是由此而生的。反過來說，脾虛則運化水穀精微[2]的功能差，容易導致體內水濕不化，同時，身體又容易感受外濕。所以，外濕與內濕其實是相互影響的。

此外，人體的濕氣除了生於外感和內濕，還有一個重要因素——**情緒問題**。一般的情緒問題都可能導致體內濕氣過重。因為人在抑鬱低落的時候，肝臟會受到損傷，調暢氣機的功能失常，就會影響水液代謝的運行，造成濕氣的產生。從另一個角度講，抑鬱會導致肝旺乘脾，也就是說，會影響脾的功能，造成濕氣的產生。

1 水分和五穀雜糧，泛指飲食。
2 泛指人體消化吸收的的營養物質。

05／十人九濕：衣食住行樣樣都要注意

現實生活中，有很多這樣的人：日常羨慕別人皮膚清爽健康、身材姣好，無奈地把自己肥胖、油膩的理由歸結為濕氣重或者體質問題，因為很難改變反倒心安理得，卻不知道，大多是因為自己衣食住行中的行為不當，才招致濕氣侵入體內。簡單來說，濕氣都是自己造成的。

衣

美麗「凍」人

一些愛美人士為了趕時髦、展示自己的好身材，在氣溫未回暖的時候就早早地穿上了短版上衣、短褲等等。殊不知，小腹是元氣中心，腰是腎之府，頸背上有督脈的循行，而督脈是一身陽氣之總管，以上這些部位都很容易遭到寒濕的侵入。再加上現代人習慣穿著短襪，將腳踝露在外面，寒氣和濕氣會通過腳踝進入人體內。

過早脫衣或加衣過晚

乍暖還寒時，過早地卸下較厚的衣服，穿上薄薄的單衣，致使寒濕進入體內。除此之外，還有加衣過晚，寒冷的冬天已經來臨，還穿著短袖加外套的初秋組合，寒氣很容易挾帶濕氣進入人體。

穿沒晾乾的衣服

很多人都有這樣的生活經驗：想穿的衣服還沒乾，但是趕忙出門或急著穿，衣服還沒完全晾乾就穿在了身上，靠自己的體溫將外套溫乾。

要是出門再遇到有風的天氣，風吹過濕衣服，一定倍感涼意，而寒濕可能就這樣進入了身體內部。

食

過食生冷

現代人愛吃生冷食品，尤其在炎熱長夏，各種生冷食品如冰淇淋、冰鎮飲料直接下肚，一時過癮，卻不知寒濕直接攻擊位於中焦的脾陽，會造成脾虛濕盛。

口味太重

消化系統，尤其是脾胃功能的好壞關係到營養及水分代謝。口味太重的人常常喜歡油膩、過鹹、過甜等肥甘厚味的食物，這些食物雖然美味，但都不易消化，容易造成腸胃悶脹、發炎。此外，甜食、油炸食品會讓身體產生過氧化物，加重炎症反應，造成脾胃功能虛弱，自然會影響到人體內的水分代謝。

喝酒

中醫上講，酒助濕邪，喝酒是加重「濕毒」的關鍵因素，所以，要盡量少碰酒類，更不能借酒澆愁，酒和情緒鬱悶都會加重體內的濕氣。

住

猛吹空調

夏天之於人類的恩德本來就在於熱，夏天溫度高，出汗是散濕的重要途徑之一。然而，現代人往往依賴空調造就的涼爽環境，**長期待在空調溫度很低的房間裡，身體毛孔會自動閉合，汗排不出來，濕氣也就散不出去**，過多的濕氣只能積聚在體內，成為疾病的隱藏誘因。

房間不注意通風

如果長期居住在密閉的環境下，比如地下室，潮氣特別重，也沒辦法通風，久而久之，生活在其中的人們就會體內濕氣過盛。

居住環境潮濕

我們體內產生濕氣，除了自身代謝的問題以外，還有很大一部分和生活環境有關。如果人們長時間生活在潮濕、陰冷的環境中，濕氣就容易入侵體內。

熬夜

現代人很喜歡睡前滑手機，越看越興奮，最後導致睡眠不足。睡眠不足的後果就是脾胃運化功能變虛弱，濕氣在體內停聚，久而久之，就會影響身體健康。建議晚上11點前就睡覺，並且每天適度地做一些運動有助於提高睡眠品質。

行

久坐不動

《黃帝內經》曰：「久坐傷肉。」所謂「傷肉」其實傷的是脾，因為脾主肌肉，所以叫作「傷肉」。而人體內，脾主運化水濕，久坐不動會引起脾氣虧虛，水濕不化，聚濕成痰，滋生痰濕。

缺乏運動

體內濕氣重的人大多都缺乏運動。上班久坐不動，下班回家就躺著，氣得不到運動和舒展，水液也沒有流動，水液和氣停滯積聚，濕氣就產生了。

淋雨

經常淋雨會引起體內濕氣加重。尤其在夏季，氣溫高，人體要出汗散熱，毛孔往往處於張開的狀態，如果在夏季經常淋雨，濕邪就很容易進入體內，且長時間留滯不去。

現代社會裡，濕氣已經是我們所有人的通病了，多數人身體內都有濕氣。想要讓自己擺脫濕氣，就必須改變生活方式，由衣食住行四大方面入手，從源頭上杜絕濕氣，這才是最好的治療方法。

06／千寒易除，一濕難祛：以「三少四多」原則祛除體內濕氣

中醫有這樣一種說法：「千寒易除，一濕難祛。濕性黏著，如油入面。」作為六淫邪氣之一，濕氣性重濁，屬陰，其性黏膩、停滯、瀰漫，侵入時多隱緩而難以察覺，更難以祛除，可導致多種病變。

有人形容濕氣為潛伏在人們體內的「間諜」，靜悄悄地埋伏在體內，等待合適的時機向人體發起進攻。

致病的「六淫邪氣」中的「六淫」分別是風、寒、暑、濕、燥、火，其中，濕氣是比較難調治的。因為濕邪致病普遍，臨床發病隱匿，診斷易疏漏，首先是因為濕氣具有纏綿反覆的特性；其次，現代人物質生活充實豐富，飲食上吃了較多肥甘厚味的食物，多會內生濕氣。如果體質偏虛，比如肺、脾氣不足的人，體

內就會發生濕氣的停聚。一旦發病，若失治誤治，則助濕更盛，導致濕病久治難治，久而久之，就成了疑難雜症。

如此一來，在濕氣尚未對身體發出總攻之前，做到健康祛濕和有效祛濕很有必要。要想健康祛濕，就要謹記「三少四多」原則。

三少

少飲酒

雖然人們都說「何以解憂，唯有杜康」，但是前面提過，酒有助濕邪的作用。不僅如此，酒精會損害肝臟，造成酒精肝、脂肪肝等，不僅會傷害血管，也可能會導致血管堵塞；同樣地，更會助長濕氣，進而引起各種疾病。所以，對於酒，小飲怡情即可，千萬不要過度飲用。

少貪涼

一些寒性或涼性的食物，會導致體內的陽氣不足，加重體內的濕氣積聚。所以，在日常生活中，尤其是在夏季，一定要注意少貪涼。盡量少吃冰棒，少喝冰飲料，避免沖冷水澡等，因為這些都會刺激腸胃，引起脾胃不和，導致體內濕氣加重。

少吃重口味的食物

重口味的食物都不易消化，比如過鹹、過甜或油膩的食物，這些食物會加重腸胃負擔，引起腸胃功能紊亂，進而影響水分及營養物質的代謝。一旦水分代謝出現問題，體內的濕氣就難以排出，濕氣便會加重。所以，想要維護腸胃健康，就要少吃或不吃重口味的食物。

四多

多運動

平時缺少運動鍛鍊的人，容易被濕氣侵入，長期如此，脾就容易受到濕氣的侵害，進而引發各種病症。因此，我們平時最好要保持適度簡單的運動，如散步、慢跑、瑜伽等，讓身體器官運作起來，加速氣血流動，幫助體內水液代謝，促進濕氣排出體外。

多食用祛濕的食物或藥茶

人體內濕氣重，大多與脾胃受損、脾胃功能弱有關。因此，可以通過常吃「養脾胃」的食物，達到調養脾胃和祛濕的效果，常見的具有祛濕效果的食物有蓮藕、蘿蔔、茭白筍等；具有祛濕效果的藥材則有茯苓、荷葉、決明子等。

需要特別注意的是，上述藥材單吃的效果都不太明顯，最好再**加入其他排濕利尿的中藥搭配**，方能達到生發陽氣、調養脾胃和消水腫的效果。

睡前多泡腳

晚上在睡覺之前，最好先準備好溫熱的水，泡一下雙腳。時間無須太長，達到半小時即可。如果希望祛濕效果更好，還可以另外放入食鹽、花椒、生薑、艾葉等。

泡腳的好處很多，不僅能夠緩解全身的疲勞，還有助於調節體內血液循環。而且，維持每天晚上用溫熱的水泡腳，有利於體內生發陽氣，十分有益於體內多餘濕氣的排出。

多按揉委中穴

很多人都知道，膀胱經是體內祛濕排毒的重要通道。膀胱經通過委中穴，經常按揉委中穴，能夠幫助身體排毒、祛濕。委中穴的位置就位於兩腿的膝蓋後側、膝窩的正中央處。

07／胖人多濕，瘦人多火

中醫典籍中常常提到「胖人多濕，瘦人多火」。在一定程度上，一個人的體形就可以反映其體內濕氣的情況：肥胖或容易發胖的人（這裡的胖是指虛胖），體內濕氣較重；而怎麼吃也不胖的瘦人往往陽氣偏盛，肝腎陰虛，津液少，體內乾燥易上火。

在分析胖人的體形與體內濕氣的對應關係之前，我們需要先搞清楚肥胖或虛胖的原因。首先，虛胖的人絕對不是因為脾胃好或營養吸收好，而是**因為脾胃虛弱，運化功能退化，致使營養和水液代謝出現了問題**。虛胖的人胖的不是肉，而是由津液代謝不暢引起的濕氣停聚或濕邪氾濫。

其次，為什麼肥胖的人會給人一種油膩、黏糊、不俐落的感覺？

就是因為他們體內濕氣太盛。他們自己嘴裡也常有黏糊糊的感覺，而且他們的舌體比較胖，舌苔也較厚膩。濕氣有一種重濁的特性，所以濕氣重的人經常感覺疲乏困倦，懶於運動。

對於虛胖族群來說，想要減肥必須從健脾祛濕開始。第一，少吃或不吃生冷、肥甘厚味的食物，吃東西的時候注意不要暴飲暴食，不要吃得過快。第二，越是不願意動，越要動起來。如果不能做到每天適度鍛鍊，每週堅持兩三次運動鍛鍊也可以。如此一來，從源頭上杜絕濕氣侵入，再通過運動生發陽氣。只要在這兩個方向上用功，堅持下去，一定能將聚在體內的濕氣趕出去。

現在，很多人都羨慕怎麼吃也不胖的瘦人，覺得他們比較有口福，其實不管是瘦人還是胖人，兩種情況都不好。身材偏瘦的人就算食量很大，也不會變胖，主要是因為這種人屬於**陰虛體質**。具體來說，就是陽氣偏亢，體內火氣旺盛，陰虛水少。

形成陰虛火旺體質的原因有很多種，有些天生就是這種體質；有些是因為後天的生活習慣，比如愛吃辣、常熬夜等造成的；有些是因為性格壓抑，不能釋放而情志化火；有些則是因為心臟功能長期不好，或者高血壓患者長期服用利尿藥物，也會變成陰虛火旺體質。

對於體內陰虛火旺、濕氣過少的瘦人，想要調理好身體，可以從**養陰清熱**的方向開始進行調理。

第一，飲食方面，注意不吃或少吃傷陰津的食物，尤其是溫燥的、辛辣的、香濃的食物和油炸、煎、炒的食物，多吃綠葉蔬菜，少吃肉類食物。第二，起居方面，不適合夏練三伏[3]，也不適合出太多汗，平時建議早睡早起。第三，要調整好自己的情緒，保持心態平和，鎮靜安神，防止陰液流失。中醫講「靜能生陰，靜能生水」，說的就是這個道理。

> **POINT**
> 陰虛火旺之人就算食量很大，也不易變胖。

3 指一年中最熱的時候仍然在鍛鍊。

說到最後，必須強調一下，所謂「胖人多濕，瘦人多火」只是結合多年臨床經驗的大概情況判斷出來的，不能涵蓋所有瘦人和胖人的情況。瘦人也有可能濕氣太重，胖人也可能火氣旺盛。

因此，無論體形的胖瘦，仍需要先看個人的實際身體情況並結合其他症狀綜合進行判斷，才能選擇是要滋陰還是要祛濕。

第2章

濕氣的危害

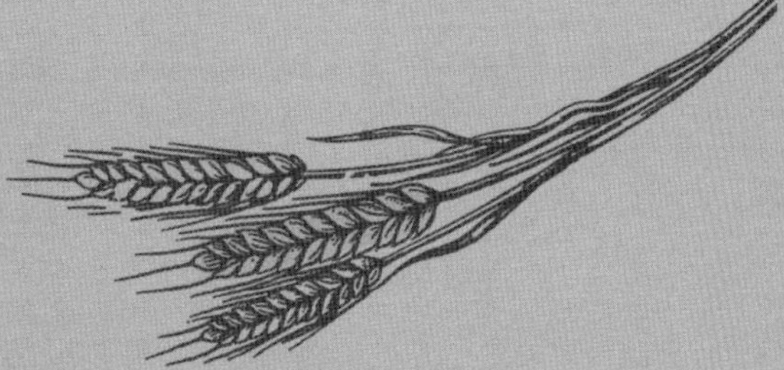

濕氣蓄留於人體各個部位，平時可能人們只會感到不舒服，並不會有什麼疾病產生。但是，當氣候變化異常或人體正氣不足、免疫力下降時，停留在人體各個部位的濕氣，就會成爲致病因素，使人體出現問題，進而引發疾病。

01／濕胖，喝水都會胖

關於濕氣跟肥胖之間的關係，雖然我們不能直接說濕氣重是引起肥胖的原因，但事實上，肥胖和濕氣重是有必然關係的。比如肥胖中的濕胖類型，這種胖很頑固，減肥困難，甚至連喝水都會胖。

首先，濕氣重的人大都比較怕冷，容易手腳冰涼。怕冷的時候，身體會選擇儲存更多的脂肪來保暖，這樣一來，人就會容易長胖。其次，濕氣重的人一般口味比較重，愛吃肥甘厚味的食物，這種食物大都屬於高油、高糖的食物。如果吃多了高油、高糖的食物，造成身體循環不暢通，會加重體內濕氣鬱積情況，身體就會長胖。

另外，高糖食物會導致大腦無法發出「吃飽了」的信號，而且還會刺激人的食慾，也就是我們常說的「下飯」，人們會越吃越多，自然就會胖得多。

最後，對濕氣重的人來說，脾胃一定會受到損傷。因為受損而虛弱，造成脾失健運、胃失和降、氣血不足、身體乏力、大便不暢等，嚴重影響新陳代謝，從而導致人體發胖。另外，如果脾功能不足，體內水濕運化不暢，就會造成體內水分代謝異常，不能正常代謝的水分蓄留在體內，不僅會使人水腫、變胖，而且會加重身體的濕氣。

對於濕胖體質的人，要想減脂變瘦，一味地節食是無效的。因為這種濕氣重的情況主要是由飲食不規律、缺乏運動引起的。要想有效緩解濕氣重的情況，可以從以下幾個方面做起：

保持規律飲食

可以多吃一些苦瓜、紅豆、薏仁等，但要盡量做到葷素搭配，營養均衡，不吃辛辣刺激食物，不吃生冷食物，也不要吃甜食，可以多攝取一些新鮮的水果和蔬菜，也可以多吃一些熱性的食物。

保持健康的生活習慣

作息一定要規律，不熬夜，每天睡前用艾草泡腳，可以疏通脈絡，從而有效緩解體內濕氣重的問題。如果體內濕氣很重的話，還可以用艾草煮的水泡澡，但是要注意艾草水是不能加冷水調和使用的。

每天一杯薑汁或薑片茶

生薑性味辛辣，有發汗解表、疏風散寒、溫中止嘔等功效。在祛除體內濕氣上，薑汁主要在兩個方面發揮其作用：一方面薑汁可以促進發汗，其實這樣就可以祛除一部分濕氣；另一個方面是，薑汁可以溫運脾胃，能有效促進脾運化水濕的作用。

運動出汗

瞭解濕氣問題的人應該都知道，運動出汗是最有效、最快速祛除體內濕氣的做法，也是最健康、成本投入最小的方法。建議大家每天可以抽出半個小時到一個小時，做一些適度的有氧運動，加速身體排汗。

還需要特別提醒的是，濕氣重的朋友一定要注意，**夏天的時候，別因為運動悶熱而經常、長時間開空調**。因為開空調不只會妨礙我們排出汗液，而且空調的冷氣會隨著因剛剛運動完還處在張開狀態的毛孔侵入體內，更加重濕氣的積聚。

減肥是我們的目的，祛濕是減肥的方式，也是目的。無論是哪個，我們的最終目標都是身體健康。減肥人士切不可心急，減肥和祛濕是一個漫長的過程，需要改掉不好的生活習慣，堅持良好的生活習慣，並持之以恆，才能真正達到減肥祛濕的目標，讓身體恢復到健康正常的狀態。

02／濕爲萬病之源：造成惡性腫瘤、婦科疾病

我們每個人幾乎都有濕氣，只不過因為每個人的體質不同，由濕氣造成的身體不適，其嚴重程度有所不同。

中醫所謂：「虛則寒，寒則濕，濕則凝，凝則瘀，瘀則堵。」原本就氣虛、容易疲勞的人，如果受到濕氣的侵襲，再加上沒有及時得到治療或調整生活習慣的話，就會有寒濕之感。如果此時再不採取有效措施，寒濕之氣在體內累積，就會出現凝滯不通的現象。在這種情況下，體內的水液凝結成痰，濕痰就會互相凝聚，滯留在皮下，身體各個部位都會出現「痰核」的結塊。這時的結塊屬於一種良性腫瘤，但是如果仍不採取治療措施，結塊就有可能發展成惡性腫瘤。

具體來說，「虛」的感覺就是容易疲倦，常常感到精神不足，整個人感覺沒

有活力。「寒」的感覺就是怕冷。寒為陰邪，易傷陽氣，所以體質偏寒的人容易頭暈、唇色淡白、手腳冰冷、腹部冰冷、四肢乏力，同時非常怕被風吹。身體內的寒氣越重，濕氣就越容易經由皮膚或穴位進入人體。其中，濕氣容易侵入的穴位是**後頸部的大椎穴、前胸的膻中穴、肚臍的神闕穴、後腰的命門穴、腳底的湧泉穴**。

寒濕之氣從頸部大椎穴侵入體內，會引起肩頸痠痛的症狀；寒濕之氣從前胸膻中穴侵入體內，容易引起女性乳腺腫塊、乳腺阻塞、乳房纖維囊腫等疾病；寒濕之氣從肚臍的神闕穴侵入體內，可能會導致女性月經不調、白帶多、子宮肌瘤、卵巢囊腫等各種婦科疾病；寒濕之氣從後腰的命門穴侵入體內，容易引起腰背痠痛、腰膝痠軟、疲倦無力等症狀；寒濕之氣從腳底的湧泉穴侵入體內，則容易引起腳踝不適和風濕關節炎等症狀。

「濕則凝」是指，當寒濕之氣在體內累積一段時間後，就會發展為凝滯不通。中醫認為「不通則痛」、「寒濕則血凝，血凝則痛」，堆積在體內的寒濕之氣造成身體氣血凝滯、運行不暢。

身體哪裡阻塞時，如果沒有得到及時的疏通，就會進一步產生瘀滯的症狀，接著就會產生具體的疾病，產生疼痛感。要知道，我們在健康的狀態是不會動不動就感到疲憊或不適的，而是精力充沛的，因為五臟六腑能得到人體津液的濡養，這種良好狀態的前提就是津液能夠順著身體的脈絡正常順暢地運行。

現代醫學中的腫瘤，來自凝結成塊的痰核。所謂痰核，即體內的水分凝結為濕痰，濕痰互相凝結，積聚在皮下，形成的大小不一、或多或少的結塊。這種腫瘤一般是良性腫瘤，沒有血管，也沒有化膿。如果在淋巴結，則是淋巴結腫大；如果在乳房，則是乳房纖維囊腫；如果在子宮，則是子宮肌瘤。這個時候再不採取治療措施，不調整生活習慣，良性腫瘤就有可能朝惡化的方向發展。

POINT

身體哪裡不通，哪裡就會產生瘀滯，接著就會生病。

追根溯源，所有的疾病都是由體內濕氣的日益積聚開始的，所以我們常說，濕氣是萬病之源。如果再往前推一步，造成體內濕氣重的原因無非是不好的生活習慣和不夠重視平日的養生調理。

也許，在濕氣面前，沒有人能獨善其身，我們都難以擺脫濕氣的困擾。但是如果明明知道自己濕氣重的問題，卻不加以注意調理，任其發展下去，等待我們的只有疾病之痛。

03／美人有臥蠶，你只有脾虛造成的眼袋

這世界上，有臥蠶的人不多，但是有眼袋的人卻不在少數。雖然臥蠶和眼袋看起來有點像，但是我們都能一眼區分出來。因為有臥蠶的眼睛是精神的，臥蠶下面的臉也是清清爽爽的；而有眼袋的眼睛往往是無神的，眼袋下面的臉也是油膩無光的。

臥蠶——青春可愛的代名詞

臥蠶是緊鄰下睫毛的眼緣，寬約4～7公分的帶狀隆起物，是眼輪匝肌發達的表現，看上去像趴在下眼瞼邊緣的蠶寶寶，在微笑或瞇眼時尤為明顯，有修飾

美化的作用，能讓眼睛看起來更大、眼神更靈動。

眼袋——年老油膩的象徵

眼袋跟臥蠶的位置雖然相近，但是眼袋的位置距離下眼睫毛較遠些，不管在什麼表情下，眼袋都會特別明顯，容易給人衰老、憔悴的感覺。

臥蠶和眼袋的根本區別當然在於其組織。臥蠶之所以美和靈氣，是因為臥蠶的組織質地是蛋白質，它是緊致而有彈性的；而眼袋之所以衰頹憔悴，是因為眼袋是由脂肪組成，它是鬆散下垂的。

人人都想要臥蠶，但現實是鏡子會告訴你：「對不起，你這個是眼袋。」鏡子沒跟你說的事情，老中醫會誠實地告訴你：「你的脾可能不太好。」

這時候，也許你會摸摸按按腹部左上角，表示懷疑，我的脾並沒有什麼問題。請注意，中醫講的「脾」指功能概念，是五臟之一，位於中焦，居膈的下面，其主要生理功能是主肌肉、主運化和統攝血液。除了眼袋，如果你還有容易疲勞、不能持重物、大便不成形的感覺，那你可以確定自己有脾虛的問題。

之所以出現眼袋，是因為面部肌肉無力，表情肌就會鬆垮下垂；容易疲勞，是因為肌肉無力；而骨骼肌張力不足，就會造成不能持重物的問題；腸道肌肉力量不足，就無法正常地為未消化吸收的食物殘渣塑形，造成大便不成形的問題……**我們體內所有與肌肉有關的問題幾乎都和脾有關**。其實，眼袋的出現還跟人的年齡有關，它也是衰老的一種象徵，因為年齡的增加導致眼部的皮膚和肌肉鬆弛從而產生眼袋。但是很多人年紀輕輕，就有了眼袋，如果不是遺傳問題，那一定是脾虛的問題。

脾的運化能力弱，使得本該排出身體的廢物滯留在體內，比如人體內沒有代謝掉的多餘脂肪、沒有經脾的運化蓄留在體內的多餘水液等，導致人顯得身材臃腫、面容水腫。所以，眼袋嚴重的人一般都是這種虛胖的狀態。

如何解決眼袋的問題？

的確，現在整形技術發達，想要去掉眼袋，都無須動刀，只要透過微創手術就可以解決。然而，以整形來解決眼袋問題只是治標不治本，即使短時間內去掉了眼袋，過一段時間眼袋這個「老朋友」又會再度光臨。

想要去掉眼袋的唯一辦法是健脾，健脾的藥物都是使皮膚緊致有彈性的「緊致劑」。推薦食用參苓白朮丸、茯苓糕和葛根等藥物，其中參苓白朮丸具有健脾益氣的功效，能有效治療體倦乏力、食少便溏[1]的問題。

而茯苓糕是閩南民間傳統手工食品，具有健脾滲濕、寧心安神的功效；葛根入脾經，有生津止渴、升陽止瀉的功效。通過健脾，使脾的功能恢復正常，提高身體代謝率以祛除濕氣，還可以增加身體的肌肉來支撐多出來的脂肪，這才是根治眼袋的有效方法。

1 食少是指胃口食慾低、吃得很少；而便溏則指大便不成形。

04／脫髮、月經不調、不孕、孕吐嚴重，油膩女需要注意的生活細節

所謂中年油膩，不只是男人中槍，女人也難逃魔掌。油膩是很多中年人的宿命，輕則長痤瘡、頭髮容易出油，重則皮膚油膩暗沉、脫髮、身材肥胖。而且，由於現代人的生活習慣問題，油膩也不只是中年人的特權了，反而有越來越年輕化的趨勢。畢竟擺在我們面前的事實是，很多年輕人已經面臨到髮際線後移、禿頂、身材偏胖的問題了。

其實油膩只是外在表現，追其原因，人們往往會把油膩歸因於生活壓力大、焦慮心理、內分泌失調等。但如果從中醫的角度切入，你會發現最根本的問題還是體內濕氣太重。體內濕氣太重，不只會導致外觀看起來油膩，還會影響身體健康，有可能還會間接影響女性的生育問題。

之所以說是間接影響，是因為濕氣重是底層的原因。造成女性不孕症問題的直接原因很多，比較常見的有兩種。

多囊性卵巢症候群

多囊性卵巢症候群是育齡期婦女一種常見複雜的因內分泌及代謝異常所致的疾病。卵巢內的卵泡不能正常發育成熟，造成其無法正常排卵。針對這一情況，卵巢會持續產生一種不成熟的囊狀卵泡，致使卵巢呈多囊性增大，這也是多囊性卵巢症候群這一病症名稱的由來。

其主要臨床表現為月經不調、不孕、多毛或痤瘡。在中醫來看，這種病是因為痰濕妨礙了血液的正常運行，導致月經不調甚至不孕症。

輸卵管積水

輸卵管積水指的是女性輸卵管內出現了分泌物，從而影響了卵細胞的正常排放，這也就影響了女性的正常受孕。身體濕氣重是導致輸卵管積水的原因之一，因為體內濕氣過重，造成水液在輸卵管中蓄留，導致輸卵管積液或積水，嚴重的話甚至會阻塞輸卵管。

因為體內濕氣太重，引起多囊性卵巢症候群或輸卵管積水，進而造成女性朋友的不孕症。

其實，在生育方面，濕氣重不只會導致不孕症，還容易引起其他問題。比如：體內濕氣較重的女性朋友在懷孕期間可能會孕吐得更厲害，而且還容易把濕氣重的體質遺傳給孩子；妊娠時，因體內濕氣重而身材肥胖，加上小腹贅肉多，有可能導致產程長，嚴重的會有難產的危險。因此，女性朋友們最好在備孕時期就把身體調養到相對較好的狀態，這樣不僅容易懷孕，還能減輕自己懷孕、妊娠期間的痛苦，也能給下一代的身體打好基礎。

如果備孕的女性朋友存在以上問題，也無須焦慮，最好的治療方法是配合西醫的激素治療，可以快速調整失調的內分泌系統，使其恢復正常。與此同時，輔以中藥治療，在化痰濕即化油膩的基礎上活血調經，減輕體重。不管是通過藥物還是其他方法，雙管齊下，同時監控激素水準的變化，就會發生很好的改變。

05／抑制痛風，油膩男宜常飲用此物

油膩雖然不是中年男性的特權，但是痛風真的偏愛找上中年男性，尤其是40歲以上的中老年男性。主要原因是，相對於女性，男性在飲食上多偏好喝啤酒、吃海鮮等，而啤酒和海鮮都屬於高熱量性食物，裡面含有大量的普林，經過腎臟代謝困難，容易誘發痛風。

什麼是痛風？

痛風是一種代謝性風濕病，是指人體血液中尿酸濃度過高，超出正常範圍的尿酸不能溶解，只能析出，以結晶的形式沉澱在組織上，特別是組織相對疏鬆的關節附近，引起關節疼痛。痛風患者經常會在夜晚出現突然性關節痛，發病急，關節部位出現嚴重的疼痛、水腫、紅腫和炎症，疼痛感慢慢減輕直至消失，持續幾天或幾週不等。

早在西元前五世紀，希波克拉底就記載過關於痛風（gout）的臨床表現。「gout」一詞源自拉丁文 guta（一滴），意思是一滴有害液體造成關節傷害，痛像一陣風，來得快，去得也快，故名痛風。

在我國古代，痛風多發於帝王將相；在古代歐洲，痛風首發於歐洲的宮廷。這種巧合是不無道理的，因為統治階級生活比較滋潤，物質條件優厚，海鮮、肉吃得太多。而海鮮、肉都屬於高普林食物，尿酸是普林代謝的終端產物，食入太多高普林食物，造成體內尿酸過多或者無法排泄，導致高尿酸血症。隨著生活水準的提高，痛風越來越普遍。**痛風已經成為了和糖尿病一樣的肥胖併發症。**

痛風與濕氣的關係

痛風與體內濕氣重還是有一定關係的，因為它是一種代謝類疾病，也是一種肥胖併發症。其實，長期高尿酸血症也不一定會引起痛風發作。臨床試驗證明，只有約10～20％的高尿酸血症患者會發生痛風。但是如果長期高尿酸血症患者體內濕氣重，受涼受濕以後，體內尿酸溶解度下降而無法排泄，就會導致體內尿酸劇烈波動而發生痛風。因此，痛風患者一定要留意，不要受濕受涼，多注重身體局部保暖。

對於痛風患者來說，服用治療痛風的藥物，只是能緩解痛風症狀的方法。像糖尿病一樣，痛風會長期存在於患者的生活中，難以完全治癒。因此，尤其對中年男性來說，做好痛風的預防是很有必要的。要想有效預防痛風，避免痛風的發生和發作，關鍵還是要從日常生活中入手。

首先，保持低普林飲食，多吃鹼性食物，比如蔬菜、水果、牛奶等。避免暴飲暴食和酗酒，控制好體重和身材，多喝水，每天飲水量不少於兩千毫升。其次，注意不要讓自己的身體受涼受潮，避免劇烈運動、過度疲勞和精神緊張，平時穿舒適的鞋，保護關節，防止關節損傷。

最後，慎用影響尿酸排泄的藥物，如某些利尿劑和小劑量阿斯匹靈等，防治併發症，如高血壓、糖尿病和冠心病（冠狀動脈心臟病）等。

06／身體有濕氣，爲什麼皮膚反而乾燥？

相信女性朋友們應該都清楚，皮膚有乾性、油性、混油性、混乾性和敏感性肌膚等類型。在這些皮膚類型中，不管是油性還是乾性，都是皮膚處於缺水、乾燥狀態的一種表現。

說到這裡，濕胖的人可能會有這樣的疑問，為什麼身體內部濕氣那麼重，皮膚還會這麼乾燥缺水呢？因為依常識看來，皮膚乾燥、缺水，那一定是體內乾燥、陰虛津虧，而現代中醫對應皮膚乾燥的治療方法也多以「滋陰潤燥」為主。

但是，事實上，皮膚乾燥的病因與病機並不單純，看似對立的「濕氣重」與「皮膚乾燥」之間存在著緊密的關聯，甚至有可能**濕氣重就是引起皮膚乾燥的重要原因。**

這一點清代周學海在其所著《讀醫隨筆》中就有論述：「燥濕同形者，燥極似濕，濕極似燥也。」

皮膚乾燥問題是如何產生的？

中醫認為人體是一個有機的整體，「有諸內者，必形諸外」，即解決皮膚乾燥的問題必須先從內調理，由內達外。為了從根本解決皮膚乾燥的問題，我們可以先由表及裡進行倒推分析，具體分析如下。

津液不布引起皮膚乾燥

正常情況下，皮膚之所以能潤澤緊緻是因為有津液血氣的滋養，津液的輸布全靠氣的升降出入運動，脾氣散精、轉輸，肺氣宣發肅降[2]，腎中精氣蒸騰氣化，才能使得津液輸布全身，皮膚得到充分滋養。而一旦人體三焦[3]氣化失職，氣機運行不暢，水潤輸布失常，也會引起津液無法被充分輸送到肌表發揮濡養作用，引發皮膚津液相對不足，而出現皮膚乾燥的問題。

濕濁內蘊導致津液不布

濕濁內蘊是導致津液不布的重要原因之一。濕氣具有黏膩重濁的特點，屬陰邪，濕濁內蘊會阻遏氣機、損傷陽氣。一般處理濕濁內蘊的問題，應該先從「健脾利濕」入手進行調理。

濕氣重緣於陰虛津虧

如果人體出現陰虛津虧的問題，則津液不足，津液的循環運行自然緩慢。再加上因為陰虛而產生的內熱又會灼傷津液使之變得黏稠，加劇了津液運行緩慢的問題。久而久之，津液內停的部分就會產生濕濁之氣，形成了陰虛夾濕的徵候。結合第二步分析來看，濕氣重可以致使皮膚乾燥問題，而人體內燥鬱又是促使濕氣重的重要因素。

2 肺有宣發和肅降的作用，肺的宣發作用可表現為將濁氣液化為汗液排出體外，以及將津液及水穀精微散布全身，達至皮毛。而肅降則是指肺氣具有向下的通降和保持呼吸道潔淨的作用。

3 三焦為人體水液氣化運行的道路，通過其氣化作用，而使水化為津液。

脾喜燥而惡濕，人體內濕氣重最易影響脾胃功能，而胃又被稱作「倉廩之官」，脾可以運化水穀精微，為氣血生化之源。如果脾被濕氣困擾，則水穀精微不能被充分吸收，導致陰血津液來源不足，進而導致陰虛津虧，這又促使了燥鬱問題的產生。

因此，雖然從表面上理解，濕氣和陰虛津虧是具有矛盾性的病理現象，事實上，在實際的疾病進程中，二者可以互相促進產生，這也就是臨床上所謂的「陰虛津虧與濕濁內蘊並見」的複雜病理現象。

POINT
對付皮膚乾燥，要以「滋陰潤燥」為主。

醫生並不認同透過護膚品外部補水

一直以來，醫學上比較認可的護膚流程都是「清潔－保濕－防曬」。那麼，每天早晚的補水呢？都出現皮膚乾燥的問題了，還不需要補水嗎？

對此，醫生的答案就是，他們並不認為可以透過護膚品來進行外部補水。首先，外部補充的水分很容易蒸發流失掉。敷面膜補水就是典型的例子，敷面膜的時候，人們有一種臉上每個肌膚細胞都喝滿水的感覺，但是撕下面膜半個小時以後，補到皮膚表層的水分都已經蒸發，就會感覺皮膚緊繃、起屑，甚至搔癢。

其次，這並不能真正解決皮膚乾燥的問題。皮膚乾燥是更深層的原因引起的，外部補水只是暫時起作用，並且治標不治本。

最後，這個方法有可能會引發皮膚問題。經常為皮膚外部補水容易造成皮膚過度水合，使皮膚變成敏感肌，容易引發炎症。

如何解決皮膚乾燥的問題？

- 適當地溫補脾氣，食用一些健脾利濕的茶方，或者服用一些健脾利濕的藥物。使脾恢復到正常的功能狀態，也能提高身體代謝率。
- 適度運動，每天運動40分鐘以上。通過強健自身體質，增強身體能量，增長體內陽氣，加快全身上下的氣血運行，疏通體內淤堵之處。通過發熱出汗，可以將體內深處的濕氣漸進通過汗液排出，久之，體內氣血運行通達，脾胃運化功能增強，皮膚也變得緊緻濕潤。

不管是採用以上哪種方法，只要祛除體內瘀堵的濕氣或其他廢物垃圾，體內氣血就能充足通達，皮膚就會變得水潤細膩，最重要的是，臉上的氣色會改善不少，那才是最自然的妝容。

第3章

瞭解濕氣在體內哪裡淤積了，才能無濕一身輕

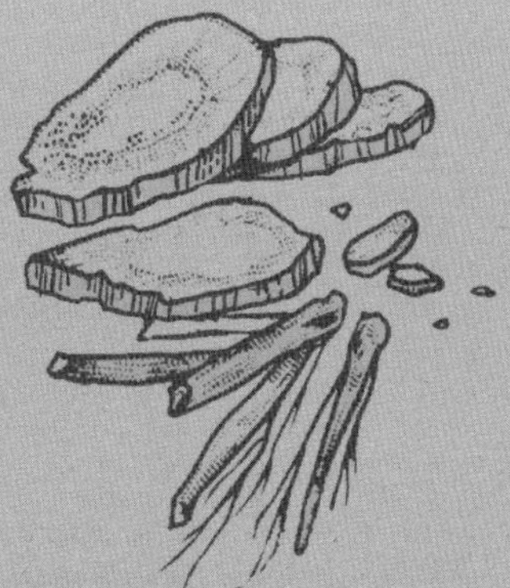

濕氣積聚在一起，形成痰濕；濕氣與熱邪相結合，則形成濕熱；濕氣與寒邪相結合，形成寒濕；濕氣與風邪相結合，形成風濕。如果體內有濕氣，那麼祛濕要趁早。對於祛濕來說，對症祛濕是有效祛除濕氣的前提條件，搞清楚濕氣在哪裡堆積了，瞭解濕氣的特性，才能有效排出體內的濕氣。

01／痰濕：面部出油、腹部肥滿、舌苔厚膩

中醫治病時經常說到「頑痰怪症」、「怪病責之於痰」、「痰生百病」、「百病皆為痰作祟」等等，很多疑難雜症可能都與痰有關。中醫認為，痰濕體質與糖尿病、高血壓和代謝綜合症高度相關。

痰濕體質主要有如下特徵：面部油脂分泌多、面色晦暗、面部和眼瞼浮腫、多汗且黏稠、胸悶、多痰、腹部肥滿、容易疲倦、四肢沉重、舌苔厚膩和滑脈等，對梅雨季節和潮濕環境適應能力差，易患濕疹。

痰濕體質形成的主要原因

先天遺傳因素

父母的體質特徵往往能給後代帶來很大的影響。如果父母素來就是痰濕體質，那麼後代的痰濕就會與之俱生，表現為痰濕體質。這是痰濕體質形成的內在原因。

飲食不節制

現代人的物質生活豐裕，人們普遍存在各種不良的飲食習慣，其中最常見的是飲食無規律、無節制、愛吃生冷和肥甘厚味的食物。因為吃得過多、過油、過甜，造成身體營養過剩，脾胃運輸轉化功能相對不足，進而造成水濕停聚，濕濁內蘊，聚濕生痰。

生活環境中接觸外部濕氣過多

比如在較為潮濕的地方居住生活，或者從事的工作需要經常碰水，或者淋雨，或者在多雨潮濕的夏季等等。接觸外部濕氣過多，過多的濕氣侵入體內，並在體內聚集，運化不出去，濕氣久而聚之則成痰。

缺乏運動

久坐一族缺乏運動，會造成脾胃功能變差，體內的水濕難以運化出去，致使水濕內停，聚在一起，產生痰濕。

痰濕體質之所以與糖尿病、高血壓和代謝綜合症高度相關，是因為體內產生痰濕，會造成血液中膽固醇、三酸甘油酯、低密度脂蛋白和血糖指數的增高。針對痰濕體質的基因表達譜研究還表明，痰濕體質個體存在患動脈粥狀硬化[1]的風險。因此，體內一旦有痰濕，千萬不可輕忽，若任由其發展下去，可能就會產生結節、囊腫、肌瘤或腫瘤，嚴重危及身體健康，影響正常生活。

1 為一種慢性症狀，患者的血管內壁會逐漸累積脂肪斑塊，導致血管內徑愈來愈狹窄。

痰濕體質自檢

如果你還不瞭解自己的體質，可以根據以下痰濕體質的特徵，對比自己對應的症狀，進行自我檢查，以早日袪除痰濕，防患於未然。

- 一般情況下體形較胖，腹部肥軟，四肢經常出現水腫的情況，按下則隨之凹陷。關節易疼痛、麻木，下肢困重，小腿浮腫。平時容易出汗，出汗後肢體發涼。
- 面部皮膚和頭髮容易冒油，面色淡黃髮暗，經常有眼袋。口唇色淡，口中黏膩，容易有口臭；很少感覺口渴，經常忘記或者不想喝水。舌苔淡紅滑膩，舌體胖大，舌邊有齒痕。
- 喜歡吃甜食冷飲，愛吃肥甘厚味，平時吃飯口味比較重，喜歡吃燒烤，好飲酒。胃腸消化功能不好，吃涼的東西會胃脹、胃痛。
- 大便比較多，不成形，容易黏馬桶，夜裡小便次數多，尿量多且顏色淺。
- 身體容易疲乏無力，慵懶不好動，容易疲憊困倦，白天嗜睡，夜晚睡眠不實，睡覺時容易打鼾。

- 體檢報告中，膽固醇、三酸甘油酯、低密度脂蛋白和血糖指數比較高。

痰濕體質的調理方法

體內的痰濕凝滯，很難祛除。想要正確有效地祛濕，不僅要按照中醫辨證分型，還要認識正確的方法，只有方法對了，祛除痰濕才能發揮事半功倍的效果。

三大化痰奇穴

◈ 支正穴

屬手太陽小腸經。所謂支，是指像樹的分支一樣的脈絡；所謂正，是指氣血運行的道路正。其穴名是指小腸經氣血大部分循小腸經本經運行。支正穴可以**強化小腸的功能**，提高小腸化解凝滯痰濕的能力。

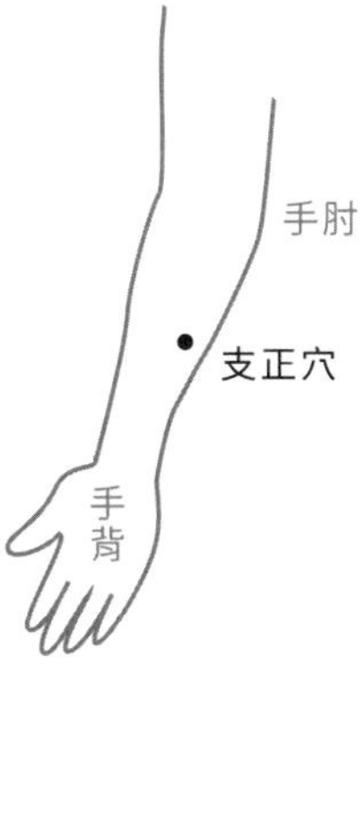

取穴位置	在手臂的背面，從手掌根往上5寸、也就是6個手指的距離，這個穴位在肉和骨頭的中間，骨縫裡的痛點就是。
按摩	用拇指指腹按揉支正穴穴位，注意按壓時力道要適中，每次按摩5分鐘，每天按摩2次。
艾灸	艾條灸5～15分鐘；艾炷灸時間3～5壯（即燃盡3～5個花生米大小的艾炷）。
刮痧	刮至微微發紅或出痧即可。

◈豐隆穴

豐隆穴是足陽明胃經的絡穴。所謂「豐隆」，即豐滿而隆起。從字面意義上看，豐隆穴是指胃經的氣血在此彙聚。豐隆穴是**化痰祛濕**的要穴，不管是有形的痰還是無形的痰，都能化解。

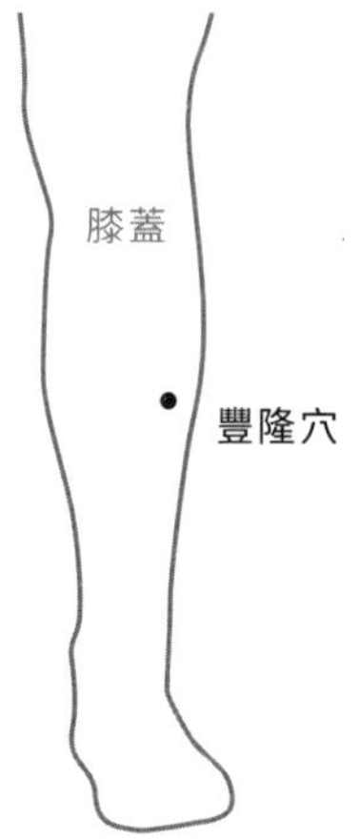

取穴位置	位於小腿前外側，外踝尖上8寸，距脛骨前緣兩橫指。
按摩	拇指對準穴位旋揉按壓約3～4分鐘。
艾灸	可以用艾條懸灸或者艾灸貼直接敷貼，艾條懸灸每次10～15分鐘，艾灸貼直接敷貼6～8小時，每日一次。
刮痧	用面刮法從上往下刮拭豐隆穴，5～10分鐘，隔天一次。

◈ 膻中穴

膻中穴屬任脈，是足太陰、少陰，手太陽、少陽，在任脈交會之處。所謂膻，為羊臊氣或羊腹內的膏脂，在這裡是指穴內氣血為吸熱後的熱燥之氣。所謂中，與外相對，在這裡指穴內。膻中的意思則是指任脈之氣在此吸熱脹散。膻中穴具有**理氣、活血通絡，調節神經功能和消化系統功能**等效用。

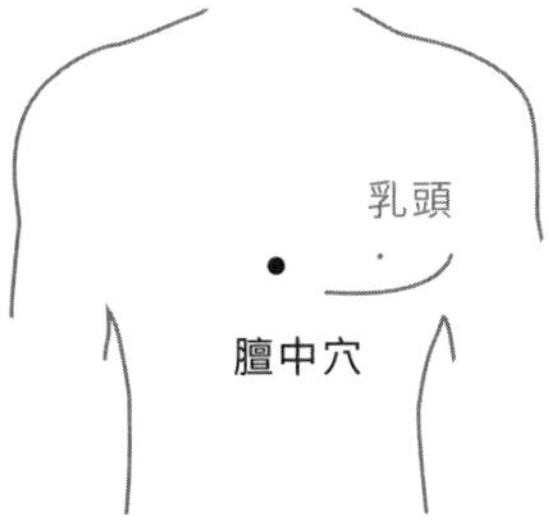

取穴位置	位於兩乳頭之間，胸骨中線上，平第四肋間隙。
按摩	兩手作護胸狀，運用兩手的食指、中指、無名指的指肚由下至上按摩膻中穴17次。
艾灸	艾炷灸時間5～7壯；艾條灸10～20分鐘。
刮痧	用刮痧梳自上而下緩慢刮拭下半段胸骨。但要注意，刮拭時，動作要慢，疼痛感不要太過強烈。

食療茶飲方

◈黨參白朮茯苓粥

材料（2人份）

黨參20克，白朮20克，茯苓20克，米半杯。

做法

將黨參、白朮、茯苓一同放入鍋中，加清水煮沸後，文火熬成粥，加入適量的鹽調味即可。

適用範圍

適合脾虛夾濕族群，常見表現為倦怠乏力，大便溏稀，食慾減退，神疲懶言，食後腹脹，胃腹隱痛，遇勞而發，口淡不渴，面色萎黃，排便無力，舌淡或伴齒痕、苔薄白。以上三者搭配服用可以起到健脾祛濕的作用，適合脾虛夾濕族群日常調理服用。

◈ 陳皮普洱茶

材料（1人份）

陳皮5克，適量普洱。

做法

開水沖泡飲用。

適用範圍

適合痰濕族群，常見表現為面部皮膚油脂較多，多汗且黏，胸悶，痰多，口黏膩或甜，舌淡紅，舌苔膩。

◈山藥芡實粥

材料（2人份）

鮮山藥30克，芡實10克，薏仁20克，糯米半杯。

做法

鮮山藥洗淨切片，芡實、薏仁、糯米洗淨，加水適量，用火煮沸，文火熬至飯熟粥稠。

適用範圍

對有糖尿病傾向，經常口渴、口乾、易餓、發胖及氣虛的人非常有益。

◈赤小豆山楂薏仁粥

材料（2人份）

赤小豆50克，薏仁50克，白扁豆（皇帝豆）20克，茯苓15克，山楂20克，米1杯。

做法

除米之外，其他材料放入鍋中浸泡30分鐘；米洗淨，倒入浸泡食材的鍋中，加適量清水，大火煮沸10分鐘後轉小火煮20分鐘即可，趁熱食用。

適用範圍

對於痰濕體質兼有心神不安、食慾差等症狀有較好作用。

注意事項

脾胃虛弱、胃酸過多者禁食此方。

02／濕熱：嘴唇較紅、口乾口臭、易生痤瘡

前面我們提到六淫包括風、寒、暑、濕、燥、火（熱），六淫中的「濕」和「熱」兩邪同時侵入人體，或同時存在體內的病理變化。

久而久之，濕熱之氣蘊結於體內，臟腑經絡運行受阻，形成濕熱體質，引起濕熱證。

濕熱體質形成的主要原因

濕熱體質是濕熱病證發病與否的重要因素，與季節氣候、地理環境、飲食生活、脾胃失健、情緒等因素有密切關係。

季節氣候因素

濕熱症的發生和流行，有一定的季節性，基本上好發在夏季。尤其在夏末秋初，天暑地濕，濕熱交蒸。人們經常冒雨涉水或久臥濕地，感受濕邪，鬱久化熱，形成濕熱體質，或引起濕熱病。正如清代吳塘在《溫病條辨》所說：「濕溫者，長夏初秋，濕中生熱，即暑病之偏於濕者也。」在現代，夏季氣候普遍潮濕，再加上全球氣候暖化的趨勢，濕熱體質較過去形成得更多，更容易導致濕熱病的流行。

地理環境因素

沿海地區潮濕，氣候溫熱，四季濕氣均較重。尤其是每年的五、六月，也就是我們常說的「梅雨季」，天氣漸熱，暑熱漸盛，與濕氣膠結，侵入人體，更易致濕熱為患。所以，在東南亞地區中，濕熱體質較為常見，濕熱病的發病率也比較高。

飲食生活因素

隨著生活水準的提高，飲食結構的改變，人們實現了飲食自由。但是這也產生了一些負面問題，比方說，許多人喜歡吃肥甘厚味，或者酗酒過度，長期會造成脾胃受傷，濕熱內生。而且油膩、重鹹、過甜的食物，本來就有生濕助熱的特性，酒本身也有「氣熱而質濕」的屬性。就這樣形成了濕熱體質，甚至導致濕熱病的發生。

脾胃失健因素

脾主運化，是水濕運轉的樞紐。即便如此，很多人仍然常做一些傷害脾胃的事情，使得脾胃功能不強，進而導致脾胃的運化功能失常，造成水濕內停，濕阻日久化熱，而成濕熱之證。

情緒因素

所謂「脾在志為思」、「思則氣結」，張景嶽也說過：「但苦思難釋則傷脾。」那麼過度思慮是如何傷到脾的呢？首先，**情緒不暢會影響肝的疏泄功能**，而肝的正常疏泄是脾升胃降、協調脾氣健運的重要條件，類似於「土得木而達」的情況。肝失疏泄，氣機調暢失常，脾升胃降失調，脾失健運而生濕，濕鬱化熱，體內濕熱之氣積聚凝滯，引起肝膽濕熱或脾胃濕熱。

濕熱體質自檢

是否為濕熱體質，大家可以對照自己的身體情況和下列症狀項目，檢驗一下便能夠知道：

- 面色發黃、發暗、油膩，臉總像洗不乾淨。牙齒較黃，牙齦、嘴唇也較紅。臉上容易生以膿包為主的痤瘡，紅腫疼痛較明顯。
- 口乾、口苦且口臭。身體多肥胖，汗味重、體味重，容易腰痠背痛，肌肉疲勞痠重。
- 皮膚容易出現疔瘡（類似於毛囊炎）、濕疹、膿腫瘡瘍，易得皮癬、腳癬、體癬等癬症，男性多陰囊潮濕，易得濕疹；女性則外陰部有搔癢感，白帶較多，色黃、黏稠、有異味。
- 脾胃濕熱，則脘悶腹滿，噁心厭食。大便黏稠或黏滯不成形，臭味難聞，小便短赤，顏色黃，異味重。
- 情緒上容易緊張、壓抑、焦慮、發怒。多夢，睡不好，容易早醒。

濕熱體質調理方法

濕熱體質是一種較為常見的體質。要改善濕熱體質，必須謹記一個調理原則，那就是改變不良的生活起居習慣，如果不改善自己的日常習慣，用再厲害的靈丹妙藥都無濟於事。

起居調理

濕熱體質以濕熱內蘊為主要特徵，這不是一朝一夕出現的問題，因此需要長期堅持良好的生活習慣。起居方面，不要長期熬夜或者過度疲勞。要保持大小便通暢，防止濕熱鬱聚。

多注意保持個人衛生，勤換洗衣物，勤晾曬被褥，防止產生皮膚病變。家裡保持環境整潔，每天通風至少半個小時，以保持室內空氣流通，人也能住得清爽舒服。

菸酒方面，建議改正不良嗜好，戒菸戒酒，如果不能做到戒酒，也要盡可能控制在一定的飲酒限度之內。

運動鍛鍊

濕熱體質個體適合做高強度、高運動量的鍛鍊，比如中長跑、遊泳、爬山、各種球類、武術等。既可以將體內多餘的熱量消耗掉，也能將體內多餘的水分排泄出來，達到清熱祛濕的效果。

POINT
如果身體條件允許，還可以在中長跑中加入肌力訓練。

改善濕熱體質的穴位經絡

◈ 陰陵泉穴

陰陵泉是足太陰脾經上的合穴，五行屬水。其中，陰是指水；陵是指土丘；泉則指水泉穴。陰陵泉的意思是指

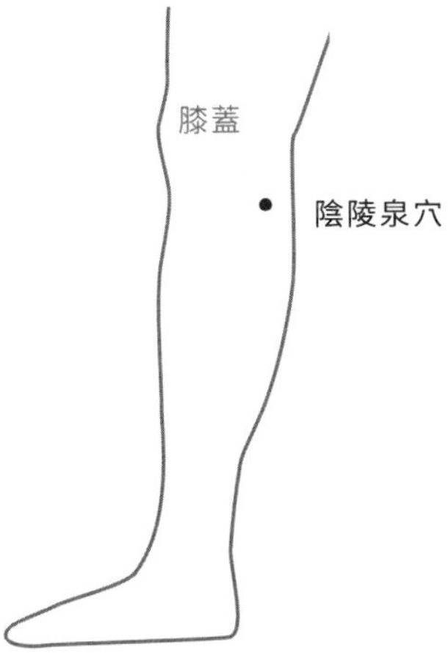

脾經地部流行的經水及脾土物質混合物在本穴聚合堆積。《百症賦》中說：「陰陵、水分，去水腫之臍盈。」陰陵泉有清利濕熱、健脾理氣、益腎調經、通經活絡等作用。

取穴位置	位於小腿內側，膝下脛骨內側髁下方的凹陷處。
按摩	拇指指腹放於陰陵泉穴處，先順時針方向按揉2分鐘，再點按30秒，以痠脹為度。
艾灸	可採用艾條懸灸的方法，將點燃的艾條置於距離穴位皮膚3～5公分處，以穴位局部感覺溫和為度，懸灸約20分鐘，每日灸1～2次。
刮痧	從上向下刮拭。

◆肝膽經

肝膽經是我們人體非常重要的經絡，肝膽經疏通與否關係到身體是否健康。一旦肝膽經不通了，就會造成肝氣鬱結，肝氣受到影響，脾胃就會功能失職，人體內就容易產生濕氣。

膽經位置　位於大腿外側，在手臂下垂時，褲線上的手指部位。

肝經位置　位於大腿內側，由大腿根部到膝蓋附近這條線。

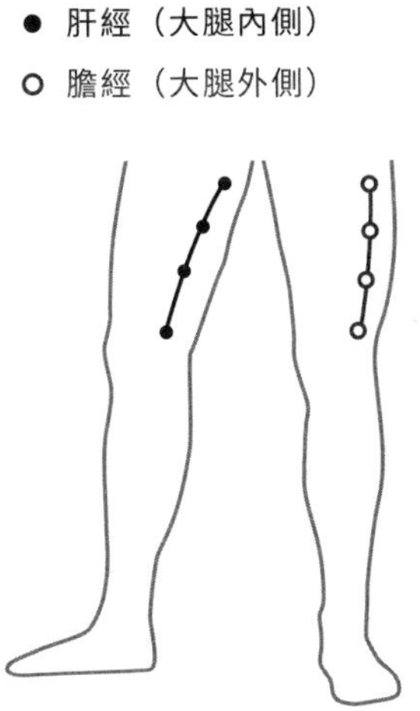

膽經的位置大致在手臂下垂時，褲線上的手指部位。因為膽經的穴位都在皮膚下面的肌肉層，並不在皮膚表面，所以敲打的時候，力道要能滲透到肌肉裡面去。只有用這樣的力道敲打，效果才會明顯。

肝經的位置簡單來說就是沿著大腿內側，由大腿根部到膝蓋附近這條線。每天睡覺之前，用手掌根從膝蓋推到大腿根部附近，把這條肝經的位置推300下。推的時候可以沾一點肥皂或油脂的東西潤滑一下，以免擦傷皮膚。在大腿內側根部多做按摩，最好順著大腿往復式推揉。如能忍受疼痛，四指併攏握拳，用第二關節「刮推」的效果更明顯。

每天凌晨1～3點，是肝膽經經氣最旺的時刻。在這段時間，肝臟正忙碌地幫你排毒。如果這個時候你還沒入睡，而是在熬夜，本該全力排毒的肝臟就不得不分出一部分精力來幫你把氣血輸送到眼睛和腦部，那麼排毒的精力就不足了，毒如果排不出去就會淤積起來。長期下來，各種婦科疾病，比如月經中有血塊、月經不調、閉經、卵巢早衰、陰道炎等就可能找上門來。

食療茶飲方

◈ 冬瓜木耳湯

材料（2人份）

冬瓜300克，木耳200克，蔥適量。

做法

❶ 鍋中水燒開，將去皮、清洗乾淨並切片的冬瓜和清洗乾淨並切碎的木耳倒入鍋中。

❷ 蓋上鍋蓋，繼續燜煮5～10分鐘左右，直至冬瓜燜煮熟，筷子能輕輕戳入。

❸ 調入半匙食鹽和少許雞粉，倒入香蔥碎，攪拌均勻即可熄火；不減肥者可

以在出鍋前滴幾滴香油。

適用範圍

冬瓜木耳湯能清涼生津、利尿消腫，可促進腸道蠕動、促進排便，幫助減輕體重，適用於體質偏濕熱的過重或肥胖一族。

注意事項

因冬瓜性涼，脾胃虛寒者長期服用需慎重。

◈茯苓麥冬小米粥

材料（2人份）

茯苓15克，麥冬15克，小米1杯。

做法

❶茯苓和麥冬放入鍋中，加適量清水煎煮成濃汁，去渣留汁備用。

❷小米洗淨，倒入鍋中，加適量清水，大火煮沸後倒入藥汁，改小火繼續煮30分鐘即可。可做主食，每日食用兩次。

適用範圍

對脾虛濕熱兼有心陰不足、心胸煩熱、驚悸失眠、口乾舌燥等症狀有很好的改善效果。

◈四豆湯

材料（3～4人份）

綠豆、赤小豆、黑豆、白扁豆各30克，生甘草10克。

做法

❶將上述材料洗淨，浸泡1～2個小時，然後一起放進鍋內，加入2500毫升的水。

❷以大火煮沸後，改用小火慢煮2個小時，添加少量冰糖即可品嘗（亦可不放糖），放涼後可代茶飲。

適用範圍

夏季暑熱口渴、小便不利、身腫、食慾不佳、煩熱不眠等症狀。

03／寒濕：四肢痠重、食慾不振、大便黏滯

中醫認為，寒濕不僅是一種證候，也是一種致病因素，容易阻遏氣機運行，損傷陽氣，傷遍全身。當身體為寒濕所困，就會出現困倦頭昏、身體發沉、四肢痠重、食慾不振、大便黏滯等諸多症狀。

寒濕體質形成的主要原因

除去先天因素，寒濕體質形成的後天主要原因跟濕熱差不多。只是不同的是，與濕氣一同侵入體內的是寒氣，而非熱邪，其所產生的症狀也與濕熱不同。寒濕的產生與不良的生活方式有關。

吃太多的生冷食品

尤其夏季，人們貪涼，愛吃各種生冷食品，如霜淇淋、冰鎮飲料，卻不知道濕氣和寒邪會直接攻擊位於中焦的脾陽，引起脾虛濕盛。

外感寒邪

春寒料峭時節，有些人過早卸下冬衣，穿上薄短袖、短褲等。天氣炎熱的夏季，也經常長時間吹冷氣或空調溫度過低。要提醒大家的是，**小腹為元氣中心**，腰為腎之府，頸背上的督脈為一身陽氣之總管，這些身體部位或穴位很容易受到寒邪所襲擊。

久坐不動

《黃帝內經》中早就說過：「久坐傷肉。」這裡的「傷肉」其實傷的是脾，因為脾主肌肉，主運化水濕，缺乏運動可引起脾氣虧虛、水濕不化、聚濕生痰，滋生出寒濕體質。

寒濕體質自檢

寒濕和濕熱都具有脾虛濕盛的特點，表現為食少腹脹、肢體倦怠、頭身困重、大便黏滯等，但寒濕和濕熱二者又有所區別，其中比較明顯的區別有以下三處：

舌苔

寒濕體質個體多舌質淡，水滑苔或苔白膩、白厚；濕熱體質個體多舌質紅，苔黃或黃膩、黃厚。

二便

寒濕體質個體多大便溏瀉或不成形；濕熱體質個體大便多黏滯不暢或乾結。寒濕體質個體多尿色較淡；而濕熱體質個體多尿黃。

飲食喜好

寒濕體質個體通常喜歡熱飲，進食生冷的食物後容易出現多種不適；濕熱體質個體通常喜歡冷飲，愛吃較涼的食物。

寒濕分五級，調理方法各不同

按照身體所表現出來的症狀不同，寒濕可以分為五級，大家應根據自身的體質狀態進行辨別和調理。

一級寒濕

大多是表皮的問題，主要表現為皮膚搔癢、濕疹、濕瘡等，感受寒邪或濕氣後搔癢多加重。這是因為外感寒濕邪氣會使氣血運行受阻，肌膚沒有足夠營養，故會出現皮膚搔癢等問題。

一級寒濕調理起來相對比較容易，**只要注意日常飲食起居即可**。飲食上推薦吃海帶薏仁冬瓜湯，可以有效清熱解毒、祛濕健脾、緩解肌膚搔癢。起居環境方面，建議保持居住環境乾濕適宜，保持通風。在空氣濕度較大的情況下，建議打開空調的除濕功能，以保持室內空氣流通和相對適宜的環境。

二級寒濕

大多是肌肉的問題，主要表現為痠困累乏、腰痠乏力、關節痠重等症狀。

中醫認為，脾主肌肉，脾氣虛弱，則其無力運化水濕，造成寒濕內困，就會出現肌肉、腰膝等痠困無力的症狀。同時，脾虛失運，面色也會萎黃、精神疲憊、體倦乏力。脾胃功能差，還會食少乏味或食後脹氣。體內寒濕凝滯，較易出現四肢欠溫、氣短怕冷、形體肥胖等問題。

調理二級寒濕的重點在於**健脾**。飲食上，不要吃生冷油膩的食物，不過度飲食，適當吃些健脾的食物，比如山藥、小米、蓮子、桂圓、陳皮、芡實、白扁豆等，可以煮粥食用。如果脾虛濕困的症狀較為明顯，可以服用參苓白朮散等中成藥來溫陽健脾、祛寒化濕。

三級寒濕

大多是骨骼的問題，主要表現為肩周炎（俗稱五十肩）、頸椎病、腰痛、關節炎等常見疾病。寒濕之氣凝滯，留在關節骨骼等處，就會造成骨骼關節處疼痛不適，而且這種疼痛不適，在寒濕天氣或秋冬季節就會加重。

應對三級寒濕，首先，這類人在雨天、氣溫較低的天氣，應盡量減少外出。萬一不慎淋雨，建議及時更換衣物，以免加重體內濕氣。

其次，平時洗完澡後要充分擦乾身體，吹乾頭髮，並且經常開窗通風，保持房間乾燥。最後，這類體質的人也可以按需求選取重要的穴位進行按摩、熱敷、艾灸、拔罐等，臨床常選用**足三里**、**陰陵泉**、**豐隆**、**脾俞**、**腎俞**等穴位。值得留意的是，以上方法最好去醫院請醫生協助，不要在家自行操作。

此外，無明顯活動受限者，平時還可以多做養生操以活絡筋骨。

四級寒濕

大多是臟腑的問題，主要表現為畏寒肢冷、腹痛腹瀉、全身浮腫、月經不調、帶下淋漓等症狀。寒濕內困，致使脾腎陽氣受到傷害。

所以，調理四級寒濕，應該以**補脾益腎**為主。調理方法為服用參苓白朮散配合金匱腎氣丸。日常飲食方面，可以常吃「山藥薏仁茯苓粥」來輔助調理，其配料有炒山藥50克、炒薏仁300克、茯苓30克、粳米150克，這款粥有健脾益氣、祛濕升陽之功效。如果寒濕不適症狀較為嚴重，建議及時就醫，服用中藥方劑來治療。

五級寒濕

中醫認為，寒濕內蘊，日久化痰成瘀，成為痰瘀互結之證，此類寒濕體質易患結節、囊腫、肌瘤、息肉等，即使通過手術等手段治好，也容易再長或復發。

五級寒濕是情況最為嚴重的，建議中西醫同治，以求治本。這類人通常免疫力低下，因此，日常生活中尤其要注意**保護陽氣**，切勿食用生冷食物，以保護脾陽不受損傷；可以適度運動，但切不可大汗淋漓，否則會加重濕寒。

日常保健方面，可以持續飲用夏草慈菇飲，其做法是取山慈菇、夏枯草各100克，蜂蜜適量，一同煎煮，可以有效幫助身體驅逐寒濕邪氣。

04／風濕：畏寒怕冷、全身困乏、眼睛乾澀

在六淫「風、寒、暑、濕、燥、火」六種致病因素中，風邪是最主要的致病因素，大多從皮毛侵入人體，具有輕揚開泄、善動不居的特點。一般風邪與濕氣結合，易傷人體的下部，多表現為身體遊走性疼痛、關節肌肉疼痛、全身困乏、畏寒怕冷等症狀，與西醫的風濕性或類風濕關節炎相當。

風濕體質形成的主要原因

風濕體質形成的主要原因分為外因和內因。其中，外因主要是長時間接觸濕冷空氣，使得外界的風濕外邪侵入機體而造成慢性損傷，加上日常不良的飲食作

息習慣，而導致的機體免疫功能紊亂。而內因則是指先天遺傳因素。一般情況下，結合大量臨床病例，中醫主要考慮的是環境因素。

風濕體質自檢

風濕邪氣侵入體內，首先是皮膚、肌肉關節，繼而侵犯內臟，從而引發各種疾病。主要症狀表現如下：

- 比較明顯且常見的是，關節紅腫疼痛，肌肉痠痛，關節僵硬，呈畸形狀態。手腳、膝、腰部、後背疼痛、麻木等。
- 容易頭痛，頭有痠脹、頭沉的感覺，眼睛經常乾澀。舌紅，舌苔薄白。脈沉弦，濡細。
- 身體發熱，較易疲乏無力，肢體容易麻木，有的地方有結節，身體較易出現紅斑、蕁麻疹等。時常感到食慾不振，大便不成形。

風濕體質調理方法

不管是西醫的風濕還是中醫的風濕，治療起來都是比較麻煩的。

風邪和濕氣糾結在一起，在人體內四處流竄，又因濕氣遷延難癒，所以需要治療的病程時間較長，一般還是採用中醫調理方法相對好一些。

守好「四關」

風濕邪氣都是從體表開始侵犯人體的，因此，風濕體質最基本的調理方法就是守好身體的關口，尤其在風和寒濕裹挾在一起的冬末春初時節。

「四關」的說法最初是由金元時期針灸醫家竇漢卿提出的，後來由明代著名針灸醫家楊繼洲進一步注釋，收錄在其著作《針灸大成》裡。所謂「四關」，即為左右兩邊位於手腳骨縫間的兩個合谷穴和兩個太衝穴。在此基礎上，楊繼洲還提出了**「開四關以預防疾病」**的觀點。他提出的「開四關」是指針灸合谷穴和太衝穴，兩個穴位是氣血出入要道，一氣一血、一陰一陽、一升一降，針灸左右兩邊的兩個穴位，可以增強其防禦作用。

◈合谷穴

合谷穴屬手陽明大腸經。其中的「合」，是指匯、聚的意思；「谷」則是指兩山之間的空隙。合谷穴穴名的意思就是指**大腸經氣血彙聚於此，並形成強盛的水濕風氣場**，具有疏風解表、宣通氣血的功效。

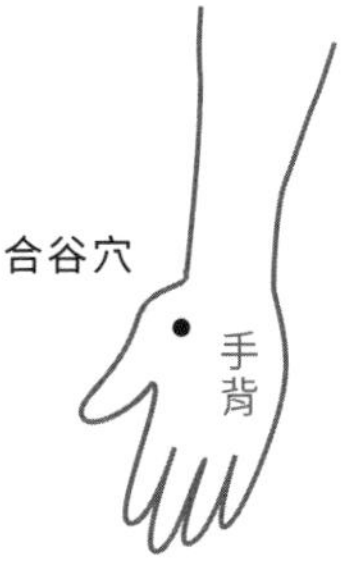

取穴位置	在手背第一、二掌骨間，第二掌骨橈側的中點處，也就是我們常說的虎口處。
按摩	用大拇指指尖用力按揉合谷穴100～200次。
艾灸	用艾條溫灸5～20分鐘，每天堅持可治療面部疾患。
刮痧	用角刮法即傾斜45度從上向下刮拭合谷穴，直到出痧為止。

◆太衝穴

太衝穴屬足厥陰肝經。其中「太」為大的意思，「衝」即為衝射之狀。太衝穴穴名的意思則是指肝經的水濕風氣在此向上衝行，肝臟所表現的個性和功能都可以從太衝穴找到形質。其功效為**調氣血、疏肝解鬱、降血壓、改善心臟供血、緩解胸痛、痛經**。

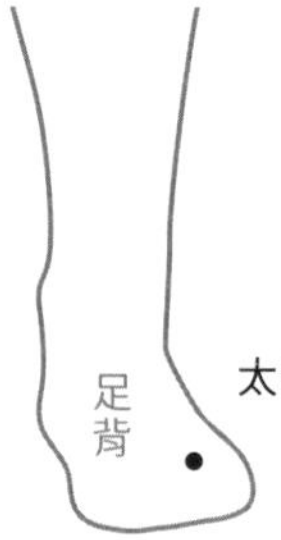

取穴位置	位於足背側，第一、二腳趾骨連接部位的前方凹陷處。
按摩	用左手拇指指腹揉撚右太衝穴，有痠脹感為宜，1分鐘後再換右手拇指指腹揉撚左太衝穴1分鐘。
艾灸	用隔物艾灸儀，左右穴每次各25～35分鐘左右；手持艾條，左右穴每次各溫灸10分鐘左右。
刮痧	在腳背的大腳趾和二腳趾的趾縫向後的骨縫中的太衝穴區域，從上向下地慢慢刮痧。

「垂手可得」的祛風濕穴

◆風市穴

所謂「垂手可得」的祛風濕穴即風市穴。風市穴出自晉代葛洪所著《肘後備急方》：「治風毒腳弱痺滿上氣方……次乃灸風市百壯。」

歸屬足少陽膽經，因為其定位的別名「垂手」而得名。其中「風」是指風氣，「市」指集市。風市穴穴名的意思是膽經經氣在此散熱冷縮後化為水濕風氣，為下肢風氣聚集之處。也正是因為如此，風市穴可主治下肢風證，善於治療因風寒濕邪侵襲所致足癬、下肢痺痛、中風、半身不遂等病症。

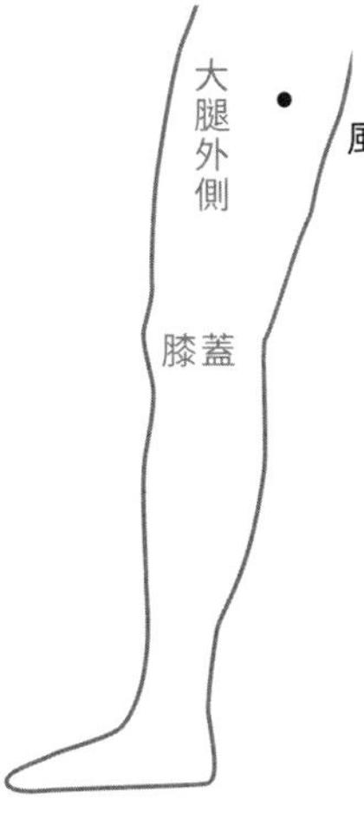

取穴位置	直立垂手，掌心貼於大腿時，中指指尖所指凹陷處。
拍打	居家保健時，可沿風市穴處及大腿外側膽經沿線的區域進行拍打。操作時手指要自然併攏、虛掌、腕關節放鬆，平穩而有節奏地拍打風市穴及大腿外側中線。每次約5～10分鐘，每日1～2次。

艾灸　手持艾條懸灸10～15分鐘。

食療茶飲方

◈櫻桃粥

材料（2人份）

櫻桃100克，米1杯。

做法

❶先將櫻桃洗淨後榨汁；將米淘洗乾淨後入鍋煮粥。

❷待粥熟後，加入櫻桃汁和白糖調勻，再煮沸即可。

適用範圍

可用於輔助調理風濕性關節炎、類風濕性關節炎。

◈ 生薑紅糖茶

材料（1人份）

生薑5片，紅糖適量。

做法

生薑放入保溫瓶中，加入紅糖以沸水沖泡，加蓋燜10分鐘，代茶隨時飲用。

適用範圍

對陰冷引起的風濕疾病有很好的緩解作用，有通經散寒等功效。

◈ 鱔魚湯

材料（2人份）

鱔魚200克，生薑3片，蔥白2段，黃酒2匙。

做法

將鱔魚洗淨後取肉切絲，和生薑、蔥白、黃酒共入鍋中，加水適量燉湯，調味佐膳服用。

適用範圍

肢體關節疼痛較劇、痛有定處、遇寒痛甚等。

05／暑濕：身熱無汗、腹脹便泄、胸悶胃痛

早在清代初期，新安醫家汪昂就提出「暑必兼濕」之說。所謂「暑必兼濕」，是指在夏令暑濕俱盛的季節，暑熱上升到全年至高點，再加上此時雨水較多，空氣濕度也達到全年最高，人體容易因感受暑熱加濕邪而致病。

用現代醫學試驗的結果來解釋暑濕的話，那就是，當環境溫度較高時，人體需要通過排汗蒸發體內的熱量，但如果此時空氣濕度較大，人體汗液蒸發較慢，人體就會感到不適，甚至致病，成為暑濕體質。

而且，中醫認為，長夏時節，脾當令，脾胃主管食物消化吸收及精微輸布而滋養全身。如果空氣暑氣濕熱，那麼脾運化水濕的過程容易受濕邪侵犯，一旦被侵犯就會影響體內水分和濕氣的運化輸布而致病。

暑濕體質自檢

- 身熱無汗、頭痛身重、心煩口渴、胸悶脘痞。
- 噁心嘔吐、腹脹便泄、疲勞嗜睡、不思飲食。
- 咳嗽多痰、舌苔黃膩、脈緩。

暑濕體質個體調理方法

對於暑濕體質的個體，一定要以健脾使其運化功能正常為先，然後再順應長夏氣候的特質，加以食養，開胃益氣。脾胃功能正常，侵入人體的暑濕之氣才能及時被排出來，這是保證人體少受或免受暑濕之邪的前提。

按摩外關穴

◈外關穴

「外」是外部的意思，「關」是關卡的意思。顧名思義，外關穴就是猶如人體的關卡一般，讓穴外的氣血物質和體外邪氣無法進入穴內。外關穴屬於手少陽三焦經，它和肝、膽經都有聯繫，有通經、止痛、清熱、消腫等功效，可治一切風寒或暑濕邪氣。

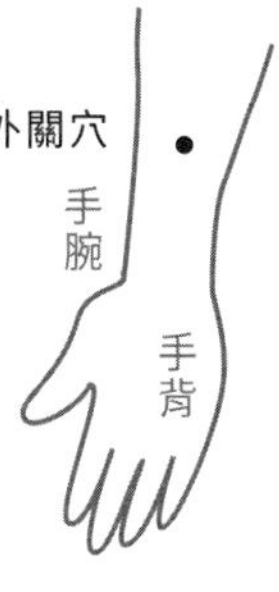

取穴位置	位於前臂背側，手腕橫紋向上三指寬處，與正面內關相對。
按摩	用大拇指指尖掐按外關穴100～200次。
注意事項	偏頭痛發作時，用大拇指揉外關穴、太陽穴，每穴各揉3分鐘，疼痛就會明顯緩解。

健脾開胃的兩大穴位

◈三陰交穴

三陰交穴，是三條「陰」的經脈（足厥陰肝經、足太陰脾經、足少陰腎經）交匯的地方。這三條經脈

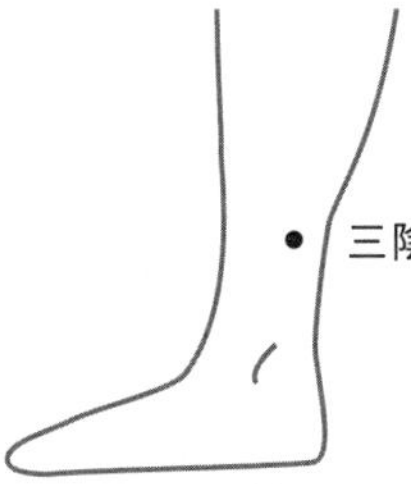

都非常重要，可以說「肝脾腎的健康」是生命的命脈所在。三陰交穴穴名的意思是指足部三條陰經中的氣血物質在本穴交會。三陰交穴有益氣和血、健脾化濕、滋補肝腎、緊致肌肉、改善氣血不足、調理月經等功能，不僅可以治療脾胃虛弱，還是女性養生調理的重要穴位。

取穴位置	內踝尖直上三寸，位於脛骨的後緣。取穴方法是正坐屈膝成直角，在踝關節內側，足內踝上緣四指寬，在踝尖正上方脛骨邊緣凹陷處。
按摩	拇指或中指指端按壓對側三陰交穴，一壓一放為1次；或先順時針方向、再逆時針揉三陰交穴，持續10分鐘。
艾灸	艾灸三陰交穴的時間以少於15分鐘為宜，保持合適距離。
刮痧	從上而下縱向豎刮，一般見皮膚變紅為宜。
注意事項	月經期和懷孕期間，禁止揉按三陰交穴。

◈足三里穴

足三里穴，屬足陽明胃經經脈。《四總穴歌》中說：「肚腹三里留。」意思是指，凡是肚子、腹部的病痛，都可以通過足三里穴來擺平。足三里穴有燥化脾濕、生發胃氣的功效。

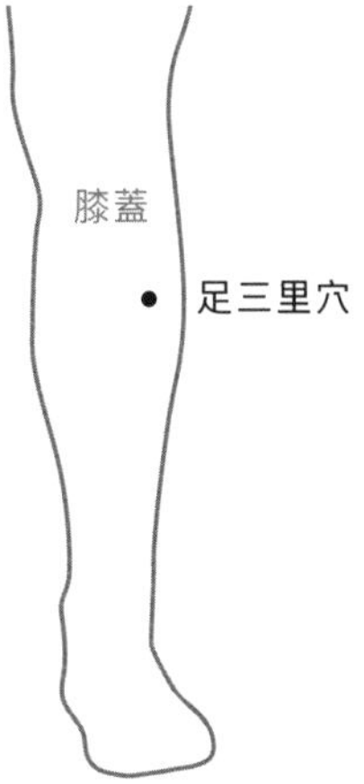

取穴位置	在膝蓋外側，找到膝蓋下方凹陷處之後，向下量測約4跟手指頭寬處即是。
按摩	端坐凳上，四指併攏，按放在小腿外側，將拇指指端按放在足三里穴處，作按掐活動，一掐一鬆為1次，連做36次。兩側交替進行。
艾灸	用艾條溫灸足三里穴5～10分鐘，一天一次。
刮痧	用面刮法刮拭足三里穴，以潮紅發熱為度。

四款健脾食療方

夏天，天氣炎熱，暑熱濕氣盛行，人的食慾會大受其影響，導致脾胃正氣不足，腸胃功能失調。在日常生活中，注意飲食調理，吃一些開胃益氣的食物，可以起到很好的輔助治療的作用。

◈番茄雞片

材料（2人份）

雞胸肉250克，番茄1個，荸薺50克，雞蛋1個，太白粉15克，鹽、白糖適量，熟豬油適量，醋適量。

做法

❶將雞肉切成薄片，加入鹽和雞蛋清，放太白粉攪拌均勻。將馬蹄去皮、洗淨，切成薄片。番茄表面劃十字刀，用開水燙後，去皮，將其剁成1公分大的番茄丁。

❷將豬油放入鍋中，燒至3分熱度，放入調料醃好的雞肉片，快速用筷子劃散，待顏色變白後可取出瀝油。鍋內留少許油，將番茄丁放入煸炒，再放入雞肉片，炒好後，先將雞肉片和番茄盛出。

❸鍋內放少許油，放入少許清水，然後將馬蹄放入，再加適量鹽、白糖和醋。待燒開後，將太白粉用水調勻勾芡成汁，最後倒入雞肉片和番茄，翻炒均勻即可盛盤。

主要功效

番茄雞片有解暑消熱、消炎，生津止渴，健胃消食，涼血平肝，利尿降壓等食療作用。

◈鯽魚冬瓜湯

材料（2人份）

冬瓜250克，鯽魚1條（250～275克）。

做法

冬瓜去皮去瓤，洗淨切塊。鯽魚刮鱗去內臟後，洗淨，將其放在熱油鍋內煸炒。煸炒一會兒後，加適量水、冬瓜塊及調料，煮至魚熟瓜爛即可。

主要功效

鯽魚可以健脾利濕，消腫利水。冬瓜則有清胃熱、去濕解暑、利尿、消水腫等功效。合煮為湯，可以改善脾虛水腫、胃弱食少、嘔吐、腹瀉等暑濕症狀。

◈苦瓜炒百合

材料（2人份）

百合200克，苦瓜250克。

做法

將百合剝瓣洗淨，苦瓜去瓤後洗淨切片。一起放入熱油鍋內煸炒，加適量調料，炒熟即可。

主要功效

苦瓜、百合都是寒涼食物，且都有苦味，只是前者味苦，後者微苦。二者合炒為菜，具有開胃健脾、除暑邪、解疲乏、養陰清熱、寧心安神等功效。

◈山楂粳米粥

材料（2人份）

山楂30克，粳米1杯。

做法

將粳米淘淨放鍋內加水煮至七成熟，同時將山楂洗淨切碎，投入山楂丁，然後將粥煮至濃稠即可。

主要功效

山楂、粳米均入脾、胃二經，其中山楂更「為酸甘之品」，具有消食化積、抑菌除蟲的功效。粳米則專主脾胃，補中益氣，除煩解渴。山楂粳米粥微酸適口，具有健脾益胃、養陰生津等功效。尤其適於輔助治療脾胃虛弱、食滯不化、不思飲食、脘腹脹滿、腹痛泄瀉等。

前面只是提到「暑濕」與氣候和地域相關，然而，暑濕體質的形成也有人為因素，每年長夏是暑濕邪氣最旺盛的時候，脾胃極易受到侵犯，人們還經常吃重鹹重口味食物，且疏於運動，更給了暑濕邪氣入侵的機會。長夏的氣候我們無法控制，但是可以調理好自己的脾胃，不給暑濕邪氣可乘之機。

第4章

順時生活：一年四季隨手可做的美味食物

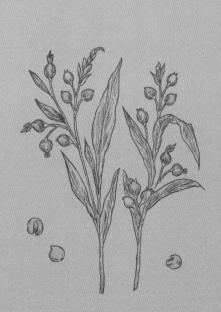

中醫講究順時養生，即養生要順應四季氣候和環境的變化，飲食、起居、睡眠都要隨著季節的變化而調整。所謂「春生、夏長、秋收、冬藏」說的就是這個道理，通過調整飲食和生活習慣，以達到「辟邪不至，長生久視」之效。

01／春季：少酸多甘健脾胃

從立春開始，我們就進入了春寒料峭的季節，接下來是雨水、驚蟄、春分、清明和谷雨。春季的氣候特徵就是冷暖空氣不斷交鋒，潮濕、降雨無法避免，空氣中含水量較高，外濕不僅容易困阻脾胃陽氣，還會傷肝，引起人體氣血運行不暢、經脈不通，進而導致水濕內困，造成濕氣內外夾擊的狀況，最終引起身體不適。因此，在春季及時給身體「排濕」，對一年的養生保健都至關重要。

袪濕有方法，袪濕茶不能亂喝

所謂「排濕」、「袪濕」，就是要把體內多餘、異常的水分排出體內。不同體質的人，祛濕方法的重點都不同。濕氣分為外濕和內濕，而內濕又分為濕熱和寒濕。

飽受濕熱邪氣困苦的人，舌苔黃而厚膩，小便量少且顏色深黃，甚至帶點紅色，皮膚容易出現搔癢或濕疹，而且經常感覺到腹部鼓鼓脹脹的。這種體質的人很適合**在早上喝杯紫蘇茶或者煮紫蘇粥來吃**，紫蘇對人體具有寬胸理氣和促進腸胃蠕動的作用。而深受寒濕侵襲的人，則舌苔白而厚膩、小便清長，經常有手腳冰涼、怕冷、渾身沉重、面部浮腫的症狀。

春季如果不注意保暖，會加重寒濕。因此，對於寒濕體質的人來說，做好保暖是首要的，也需要避免長期處於潮濕的環境。飲食上，避免吃生冷的食物，可以**每天早上喝一杯生薑紅棗茶**，幫助身體祛除寒濕。

每天保證睡眠充足，盡量不熬夜，保持適量運動。值得注意的是，隨著人們對濕氣問題越來越重視，市面上出現了許多種類的祛濕茶，引起一陣熱潮。但事實上，市面銷售的大部分祛濕茶都是祛「濕熱」，較少兼有健脾的功效，所以並不適合寒濕體質的人。寒濕脾虛體質的人喝太寒涼的藥物不僅不會祛除濕氣，反而會更傷脾，最後很可能導致濕氣更重。

因此，祛濕前最好先請醫生辨別自己是什麼體質，在體質不明的情況下，不要隨便亂喝祛濕茶。

少酸多甘健脾胃

春季是慢性胃炎、胃潰瘍等疾病的好發期，人們不注意飲食是其中一個重要原因。甘味食物能滋補脾胃，而酸味食物則會使本來就偏旺的肝氣更旺，對脾胃造成更大的傷害。春季若想健脾胃，應多食甘味食物，比如紅棗、山藥、薏仁、小米、糯米、高粱、長豆、扁豆、黃豆、馬鈴薯、南瓜、黑木耳、香菇、桂圓、栗子等；少吃酸味食物，比如蘋果、橘子等水果和優酪乳等食物。

此外，要少吃黃瓜、冬瓜、豆芽菜等寒性食物，因為寒性食物會阻礙春天體內陽氣的生發。

除了飲食上注意少酸多甘，還應注意**多喝溫補、健脾胃的祛濕湯**，以升補為原則，不盲目食用燥熱補品，讓濕氣隨大小便排出，這是祛濕的有效方法之一。尤其老年人和小孩，在祛濕時應注意的地方也有所不同。老年人機體功能逐漸減弱，並且多氣血虧虛，煲祛濕湯時可以加入適量的補氣養血湯料，比方說，選用黨參、紅棗、枸杞、淮山藥、薏仁等配料煲湯，能起到益氣健脾、利濕的功效，不宜選用藥性太過寒涼或燥熱的原料。而小孩因為各種器官功能還沒發育完全，即中醫所說的「脾常不足」，應考慮加入健脾消食的湯料，可選擇淮山藥、玉米粒、芡實、山楂等煲湯，以助消食和健胃、健脾利濕，需要特別注意的是，選藥用量不可過多。

> POINT
> 寒濕脾虛體質的人，不要喝太寒涼的藥物。

春季有效的祛濕飲食茶飲方

春季濕氣較重，適宜食用一些健脾祛濕的食物，祛除濕氣對人體的保健調理來說很有幫助。下面為大家推薦幾個祛濕效果較好的飲食方或茶飲方。

◈枸杞茶

材料（1人份）

菊花、枸杞各40克，紅棗25克，甘草10克。

做法

把所有材料放入煮沸的水中，大火煮10分鐘，放溫後加適量蜂蜜調味，溫服。

適用範圍

春季服用菊花枸杞茶，不僅可以緩解眼睛乾澀、紅腫等症狀，還可以養肝腎。

◈海帶苦瓜黃豆排骨湯

材料（2人份）

海帶100克，苦瓜200克，黃豆100克，陳皮5克，排骨200克。

做法

排骨用開水洗去血水，再與其他材料一起加入適量水煲湯，調味後即可食用。

適用範圍

本湯具有降血糖、退熱利尿、增加食慾等功效。

◈無花果扁豆湯

材料（1人份）

扁豆100克，無花果75克，番茄、洋蔥各一個，月桂葉1片，蔥2根，薑、油、鹽適量。

做法

❶番茄去皮洗淨切丁，洋蔥切丁，蔥切段，薑切片。

❷扁豆及無花果沖洗乾淨，扁豆切段；油爆香蔥段、薑片，放入洋蔥丁、番茄丁，以小火炒5～7分鐘直至變軟。

❸另拿一個湯鍋，倒入適量清水，並放入月桂葉，以中火大約煮30分鐘；接著放入❷扁豆段、無花果、洋蔥丁、番茄丁，蓋上鍋蓋，再用小火煮30分鐘，最後加鹽即可食用。

適用範圍

此湯具有健胃整腸、消腫解毒、潤腸通便、提高人體免疫力的功效。

◈麻油黃耆燉雞腿

材料（1人份）

黃耆10克，紅棗5枚，雞腿1隻，薑片2片，米、麻油、鹽各適量。

做法

❶黃耆用溫水浸透，米洗淨，紅棗去核。

❷雞腿先汆燙，去除雜質後撈起，用水洗淨後切塊備用。

❸熱鍋下少許麻油，爆香薑片後，煮沸清水，放入以上所有材料，以大火煮20分鐘，再用小火燉20分鐘，加鹽即可食用。

適用範圍

麻油黃耆燉雞腿對氣虛體質的人有補中益氣、固本培元、和胃化濕的功效，營養美味又滋補，麻油雞可謂一家老小都可食用的暖心暖胃平民藥膳。

此外，中醫養生專家推薦，在春季這種溫濕季節，人們可以用茯苓、淮山、薏仁、扁豆、赤小豆等較平和的中藥，每種藥材30克左右，適用於各種濕證；還可以搭配冬瓜、瘦肉、魚（如有利水作用的白鯽魚）等食材煲湯，既營養又利濕。

02／夏季：健脾養胃的好時節，宜生發陽氣

在二十四節氣中，一年四季各有六個節氣。其中，在夏季的節氣有：立夏、小滿、芒種、夏至、小暑、大暑。夏季最顯著的特徵就是氣溫高、濕氣盛，人們紛紛脫去春裝，換上輕薄透氣的夏裝。到了夏天，人們身上的衣服固然減少，但是體內的濕氣卻難祛除，甚至暑熱更盛，更多的濕熱侵入體內，讓人苦不堪言。

古人也說：「暑熱者夏之令也，人或勞倦透支，生冷食物過大，元氣匱乏，不足以禦天之亢熱，於是受傷為病。」夏季暑熱既盛，而雨濕較多，濕氣亦重。因天暑下迫，土濕上蒸，濕氣與熱邪相合，亦稱之為暑濕病邪，其致病可形成暑溫夾濕之證。

故臨床表現除了具有暑熱之證外，並伴有胸悶、身重、苔膩、脈濡等濕邪中

阻的疲勞、倦怠症狀。

祛濕別忘了養脾

中醫認為，脾為後天之本。除了主運化，還主四肢、主統血。脾的功能多，主病也多。一旦脾臟出現問題，首先運化方面，食物不能正常地消化與吸收，就會出現腹瀉、消瘦、乏力等症狀；中焦阻塞會阻礙體液循環，造成腎水不能上達心火，就會出現上熱下寒的症狀。

脾失健運，不能運化水濕，則易形成肥胖及水腫，使高血壓、糖尿病、甲狀腺疾病、腎病等慢性疾病加重。其次，因為脾供養不足，還會出現四肢無力、肌肉疼痛、肌萎縮等症狀。最後，脾不統血則會引發出血性疾病。

長夏在五臟中對應的是脾。明代醫學家張景嶽說：「長夏應脾而變化。」脾臟的生理功能活動與長夏的陰陽變化相互通應，所以夏季是脾胃最容易受損的季節。脾主運化，喜燥而惡濕。脾的運化功能最易受到濕邪傷害，因此長夏養脾要注意預防濕邪。天氣熱開空調、喝冷飲、吃涼菜，如果過度就會損害脾陽，造成脾失健運，濕邪內生。

夏季雖然是脾胃最容易受損的季節，但同時也是調養脾胃最好的時節。所以，祛除濕氣的同時不要忘了健脾，而健脾的首要法則就是祛濕，由此看來，祛濕和健脾是分不開的。

養脾的三大誤區

認識到夏季養脾的重要性，很多朋友著手積極養脾，但是很容易就走進一些養脾誤區，誤以為那是對脾好的行為，卻不知道這些誤區行為不僅不能健脾，還會傷害脾胃。

飲食過於清淡

很多人認為吃肉會傷脾，尤其在炎熱的夏季，人們食慾不好，選擇只吃素，不吃葷。其實，夏季人體生理活動消耗的不只是大量的體液，還有極大的能量和營養物質。若飲食過於清淡，是無法滿足人體正常需求的，這樣不僅無法養脾，反而會因為營養失調而傷了脾胃。

因此，夏季飲食調補應以苦寒、清淡、富有營養、易消化的食物為原則，除了要**補充充足的水分，多吃蔬菜瓜果，還應適當吃一些高蛋白的葷食**，比如雞、鴨、瘦肉等，及時補充人體損耗的營養，使人體適應炎熱的氣候環境。但要注意不宜食用過量，會給脾胃造成負擔，而且最好不要食用熱量過高的食物。

過食甜味

中醫認為，甘味入脾。所以很多人認為多吃甜味的食物會有利於脾的調養。但事實並非如此，中醫上雖提到「甘味入脾」，但也提到「甘甜之味，雖有溫中補虛、滋養氣血的效果，但過多攝入會使脾被痰濕和內熱所困」。

其實這裡所說的「甜味」並不是單指甜食，而是指自然含醣的食物，比如紅棗、紅薯、玉米、糯米、蜂蜜、南瓜、甜菜、甘蔗、葡萄、甘草、甜橙、紅糖等具有天然甜味的食物，還包括一些淡味的，如米飯、麵等澱粉類食物。

久臥久坐

現代人工作和生活壓力大，一有休息的機會，就趕緊躺平。週一至週五，從辦公的久坐狀態，到回家的躺平狀態；週末則持續躺平，一躺就是一整天。睡懶覺或者久臥不起，造成自身陽氣無法升發輸布到全身各個部位，人們就會總是感到有氣無力、精神不振。

同樣地，陽氣若無法升發輸布到脾的話，會因為沒有陽氣的溫煦作用而影響脾的運化功能。雖然夏天不宜大汗淋漓地運動，但是適度地運動還是有必要的，如果實在不想動，可以在睡前和醒後做兩組仰臥起坐，喚醒體內的陽氣，使其運轉起來。

夏季有效的祛濕飲食茶飲方

所謂「藥補不如食補」，在夏季濕熱的天氣，不妨多吃些具有祛濕、養生功效的食物，祛除體內濕氣，全身輕鬆地度過夏天。

◈仙草茶

材料（1人份）

仙草乾120克，蜂蜜適量。

做法

將仙草乾剪成小段，洗淨瀝乾後，放入煮沸的清水中，大火煮20分鐘，再小火煮3大約小時，放溫後，加入適量蜂蜜調味即可飲用。

適用範圍

在炎炎夏日，多喝仙草茶，可以有效消除體內的濕熱暑氣、降火氣，還能祛除濕氣。

◈ 桑白皮赤小豆鯽魚湯

材料（2人份）

桑白皮20克，赤小豆100克，鯽魚1條（約250克），生薑皮5克，陳皮5克。

做法

❶ 將鯽魚去鱗及腸雜，洗淨，餘料亦洗淨。

❷ 全部用料放入鍋內，加清水適量，大火煮沸後，文火煲1小時，簡單調味即可食用。

適用範圍

此藥膳對脾腎困濕、疲倦身腫、小便不利等問題具有調理作用。

◆四神湯

材料（2人份）

山藥、蓮子、薏仁各40克，芡實、茯苓、當歸各10克，瘦肉排骨600克，鹽適量。

做法

瘦肉排骨洗淨、汆燙之後，將其他藥材洗淨。將所有材料（鹽除外）放入煮沸的清水中，大火煮20分鐘，再以小火熬煮90分鐘，放入適量鹽調味即可食用。

適用範圍

四神湯既美味營養，又有健脾利濕、固腎補肺、養心安神、調節免疫力的功效。

◆豆蔻雞蛋餅

材料（2人份）

肉豆蔻5克，雞蛋2個，麵粉200克，鹽、雞粉適量。

做法

❶先將肉豆蔻磨成粉末，將肉豆蔻粉、雞蛋放入麵粉碗中，加適量的水、鹽、雞粉調味，攪打成麵糊。

❷平底鍋加油燒熱，舀入一匙麵糊，攤成圓餅，小火煎至一面定型後翻面，直到兩面微黃、餅熟即可。

適用範圍

肉豆蔻藥食均可，有暖脾胃、固大腸的功效，雞蛋含有豐富的蛋白質，因此豆蔻雞蛋餅尤其適合輔助治療脾胃虛寒和腹瀉等症狀。

◈玉竹紅棗燉水鴨

材料

薏仁40克。玉竹30克。紅棗25克。枸杞、花旗參、白朮、茯苓、甘草各5克。薑2片。米酒30～60克。老鴨1隻。鹽適量。

做法

❶老鴨洗淨，將其尾部和內臟去掉後，切塊，放入開水中汆燙，同時將其他

材料洗淨備用。

❷除鹽和米酒外，將其他材料倒入煮沸的清水中，以大火燉20分鐘後，轉小火燉煮90分鐘，最後放入鹽和米酒調味即可食用。

適用範圍

在炎熱的夏季，食用這款老鴨湯，可以緩解暑熱天氣帶來的不適，尤其適合體內濕熱或容易中暑且濕氣重的人食用。

在祛濕方面，許多人經常問「該吃什麼才能祛濕」。其實，祛濕是一個綜合的過程，需要綜合生活各方面祛濕，調理體質，才能有效祛濕。比如保持規律的生活習慣，按時吃飯，不熬夜，保持適度的運動，或者減少食量，減輕脾胃負擔等等。

03／秋季：少吃葷味，多食酸味甘潤

夏天的雨季過去，秋天也隨著瑟瑟秋風到來。對於秋天，人們最深刻的印象往往是「秋燥」，然而從立秋到處暑這段時期，氣溫還未下降，時不時陰雨連綿，濕氣較為厚重，天氣以濕熱為主，因此，這段時期也可稱為「秋老虎」的早秋時期。

白露過後，雨水漸漸減少，天氣日漸乾燥，秋燥才真的到來。這個時節晝熱夜涼，氣候寒熱多變，是傷風感冒的好發期。所以，秋季到來，除了增衣換衣，我們的飲食結構也要做出相應的改變，多吃一些能夠增強人體免疫力和抵抗力的食品，平時還要注意多吃有**潤燥益氣**、**健脾補肝**、**清肺功效**的當季食材。

早秋祛濕方法

很多人認為只有在多雨潮濕的夏季或者潮濕陰冷的地方，才容易受濕氣的侵擾，事實並非如此。濕氣從來不是某個季節、某個地方的「專利」，如果平時沒有保持良好的生活習慣，濕氣就會從各個方面侵入人體，讓人們飽受濕邪之困。

早秋時節的濕氣還是比較厚重的，而且過了一個夏天，吹空調、吃冷飲、工作壓力大、缺乏運動的人們體內的濕氣已經累積到了臨界點，為了避免所謂的「夏濕秋發」，早秋時節採取一些有效的祛濕方法相當重要。

泰式穴位按摩排濕SPA

泰式古法按摩歷史悠久，經過四千多年的傳承，已有一套自成的經脈、穴位按壓及伸展理論。對於缺乏運動和代謝緩慢所造成的體內濕氣過重問題，可以利用手指、手臂、膝部和雙腿等針對不同穴位進行按摩，在肌肉和關節上按壓和伸展，促使神經系統、消化系統正常運作，也能促進新陳代謝，使得體內凝聚的濕氣排出體外。

泰式穴位按摩排濕SPA，最適合因缺乏運動而體內濕氣過重的女性，不僅可以祛除濕氣、加速脂肪燃燒、調節胃腸等臟器功能、提高免疫力，還能舒緩肌肉、增強身體柔韌性、緩解身心疲勞。

運動出汗祛除濕氣

如果說在夏天，人們不運動的理由是「天氣炎熱，不適合劇烈運動」，那麼到了相對涼爽一點的秋天，這套理由就不好用了。有人說這類人懶，但其實也並非百分之百是因為惰性，還有很大一部分原因是體內濕氣太重。體內濕氣越重，人們就會越不想動，進而導致身體肥胖、更疏於運動。大家不妨趁著氣候宜人的早秋時節多運動，就能以排出汗液的形式祛除濕氣。

生命在於運動，「動則生陽」，適度地運動不僅可以強身健體、緩解人體壓力，還能促進體內血液循環，加快皮膚的新陳代謝，排出體內的代謝廢物，從而將體內的濕氣等排出體外。中醫醫師建議，久坐不動的人可以通過**強化下肢與核心肌群的運動**，提升基礎代謝率，進而加快體內濕氣的排出。

陳艾泡澡祛濕氣

中醫認為：「傷於濕者，下先受之。」濕的本質就是水，水往低處流，所以濕氣常常下沉，蓄積在人體下半部分。一般情況下，在生殖和排泄方面有長期慢性病的人，身體內部多有濕氣問題。這種情況下，可用陳艾泡澡，將一把陳艾投入開水中後，再煮5分鐘，待溫度適中時倒入溫水中泡澡，泡澡的主要部位在腰部以下。但要注意水溫不宜太燙，泡澡的時間要控制在15分鐘以內。

中秋祛濕方法

中秋正處於濕與燥交替的時節，我們不僅容易受到濕氣的傷害，也有可能受到燥邪的傷害。因此，中秋祛濕的重點不僅在於祛除濕氣，還有**祛燥邪**，身體無濕不燥。

燥邪傷肺。肺主人體一身之氣，如果肺出現了問題，人體就會氣虛，造成水液代謝異常，水濕停滯，停滯的濕氣凝聚在人體內部而無法排出體外。因此，中秋時節的祛濕方式應以潤肺和健脾為重點。

秋主收，肺屬金，酸味收斂補肺，辛味發散瀉肺。秋天宜收不宜散。因此，要盡可能少吃羊肉、海鮮等葷味食物以及蔥、薑，適度多吃一些**酸味甘潤的果蔬素食**，比如梨、柿子、石榴、葡萄、荸薺、蓮藕、山楂、百合、蜂蜜、綠豆等，有滋陰潤肺的功效。

另外，需要注意的是，**脾胃與肺是相輔相成的**，要潤肺燥的前提是養好脾胃。前面列舉的滋陰潤肺的食物多帶有清涼的作用，而食用過多清涼的食物會引起體內痰濕過重，反而導致更多疾病。因此，要控制好吃這些食物的量，在不傷脾胃的前提下滋陰養肺。

深秋祛濕方法

雖然秋天主要的氣候特色是燥，易對人體造成傷害的是燥邪，但所謂「一場秋雨一場涼」，秋天也有風露陰濕之邪，而且秋天的霜露是很濃重的外部濕氣，一旦侵入體內，就會造成體內濕氣積聚，引發身體不適。正如《黃帝內經》中所說「秋傷於濕，冬生咳嗽」，因此，秋天也很有必要祛除體內濕氣。

及時添加衣物

進入深秋時節，降溫較為明顯，早晚溫差較大。雖然「春捂秋凍」有一定的道理，但是「秋凍」一定要注意實際的天氣情況和自己的身體狀況，如果盲目

「秋凍」，不及時增添衣物，不僅容易著涼感冒，還容易讓寒氣裹挾著濕氣進入體內，導致本來就濕氣重的身體更加嚴重。深秋時節，濕氣重的人仍然感到全身困重，容易疲憊。

還有女性朋友會常常怕冷，當寒氣進入體內，可能會在體內形成鬱結，造成宮寒。在適當的時候，應及時添加衣物，做好身體各部位的保暖，以保護好自己的身體。

切忌暴飲暴食

秋季是瓜果成熟的季節，雖然現在我們生活水準提升，一年四季的隨時都可以吃到水果，但是能吃到當季水果最多的還是在深秋季節。然而因為早晚溫差大、露水重，本來就帶著水濕之氣的水果更是裹挾寒氣和濕氣。

過度食用水果，一定會導致過多的寒濕，身體無法排出多餘的濕氣，導致胃寒、脾虛等脾胃問題。所以記得要克制，切忌暴飲暴食，保護好脾胃，才能將體內多餘的濕氣運化出去。

秋季有效的祛濕飲食茶飲方

從秋入冬，氣溫逐降，暖暖的湯水喝起來，養好脾胃，也能潤肺養肺，驅寒祛濕，讓全身暖暖的，勝過吃名貴藥物。

◈ 黨參湯

材料（**1人份**）

黨參20克，麥冬、黃耆各10克，紅棗、枸杞各5克。

做法

將全部材料清洗乾淨後，放入煮沸的清水中，大火煮10分鐘，小火煮10分鐘，溫服。

適用範圍

黨參益氣活血、健脾益胃，黃耆補益脾胃、提高免疫力，兩者搭配則有祛濕潤燥之功效。

◈芋頭老鴨湯

材料（2人份）

兩年老鴨1隻，芋頭100克，北蟲草15克，扁尖等輔料適量。

做法

鴨子洗淨，切大塊焯水，加扁尖等輔料，煲至鴨塊半酥時加入芋頭、北蟲草，再煮20分鐘，調味即可食用。

適用範圍

中秋佳節正是吃芋頭的好時機。芋頭老鴨湯更是集美食養生、傳統滋補、民間食療為一體的暖湯，具有補肺益腎和化痰等功效。

◈人參雞湯

材料（2人份）

母雞1隻，人參20克，白果10克，紅棗、枸杞各5克，薑片2片，米酒30～60克，鹽適量。

做法

將清洗乾淨並處理完的雞切塊，汆燙。將雞塊和其他材料放入煮沸的清水中，大火煮20分鐘，再小火熬煮90分鐘，最後放入鹽和米酒調味即可食用。

適用範圍

人參雞湯低脂、高蛋白，老少皆宜，孕婦也可食用，特別適用於秋季祛濕養生。

◈鱖魚片湯

材料（2人份）

鱖魚1條，韭黃、豆芽菜、香芹各100克，大蔥1根，香菜、細香蔥各25克，薑片適量。

做法

❶將鱖魚洗淨，魚骨剔除出來將魚切片，韭黃、香芹、細香蔥、香菜洗淨切成小段。

❷先把魚骨、薑片倒入1500毫升煮沸的清水中，大火煮開，轉小火煮30

分鐘，接著放入魚片及其他所有食材，改用大火滾2～3分鐘，再加適量鹽調味即可。

適用範圍

鱖魚片湯有補氣血、益脾胃的功效，適宜一般人食用，但高尿酸一族不宜食用過多。

◈銀耳蓮子羹

材料（1人份）

銀耳30克，蓮子10克，枸杞5克，冰糖適量。

做法

❶用溫水將銀耳浸軟，去掉硬蒂，清洗乾淨。

❷將除了冰糖以外的所有材料加入煮沸的清水中，以大火煮10分鐘，再小火煮10分鐘，最後加入冰糖至溶化，放溫後即可服用。

適用範圍

秋天常喝銀耳蓮子羹，有健脾開胃、潤肺止咳、祛除濕減肥的功效。

除了以上諸多祛濕方法，人們還可以選擇茯苓貼，即將10克茯苓磨成粉末狀，用溫水調成糊狀，貼敷在肚臍上，再用無菌紗布覆蓋固定，每12小時更換一次，連敷4次，茯苓利水滲濕的有效成分就可以發揮作用。

04／冬季：祛濕的好節氣，宜補氣益血

冬季的到來意味著低氣溫，所謂「天寒地凍水成冰」，所以很多人把「冷」當成頭號大敵，早早備好各種禦寒神器，做好禦寒準備。

冬季預防寒邪，當然很有必要。但是，人們往往容易忽略的是防濕氣和祛除濕氣，要知道，濕氣才是「風、寒、暑、濕、燥、火」這六淫邪氣中殺傷力最強的那一個。因此，中醫師建議，冬季養生的重點可以放在**驅寒祛濕**上。

從立冬、小雪開始天氣逐漸寒冷，人們偏愛吃重口味、辛辣的食物，或者急於進補，然而，這樣容易造成腸胃負擔過重，影響脾陽運化水濕的功能。等到大雪節氣到來，天氣更冷，白晝更短，這才到了「進補」的時節，補氣益血，才能幫助身體驅寒祛濕。

冬至是一年之中祛濕的好節氣，這時可以用艾灸在三陰交穴進行灸療，既能行氣活血、疏通經絡，又能消腫止痛、祛風祛濕，從而達到補益精血、健康長壽的效果。到了小寒時節，就已進入三九寒天，這時候寒氣容易損傷陽氣，是人體新陳代謝較弱、抵抗力較差的時節，要注意保護人體最易受寒邪入侵及濕氣最易凝結的幾個部位，比如頭部、頸背部、口鼻等，可以有效避免外部濕氣的侵襲。

大寒時節，體質偏寒的人，尤其老年人，容易在膝、踝關節部位患關節炎，中醫認為治療關節炎的重點在於祛風通絡、散寒祛濕，除了服用此功效的藥材，還可以揉按人體重要的兩大保暖穴——胸口的**「膻中穴」**和肚臍處的**「神闕穴」**。在大寒時節，揉按膻中穴有助於消除胸悶、氣鬱，還可以調節免疫力；按摩神闕穴具有調理腸胃功能、促進氣血循環、預防寒濕之邪入侵的效果。

冬季祛濕方法

進入冬季，人們最大的感受就是不想動，即使是熱愛運動的人，也可能在寒冷的天氣面前卻步。冬季寒冷的氣候確實不適合人們在戶外運動，那麼除了運動以外，還有沒有別的祛濕方法呢？

藥浴驅寒

從中西醫結合的角度講，藥浴是透過熱水的熱效應使毛孔擴張，讓溶解在水中的中草藥有效成分透過擴張的毛孔快速進入體內，改善全身微循環，排出體內六淫邪氣，從而達到清潔護理、通經順絡、扶正祛邪、溫陽固腎的功效。

艾灸

透過艾灸來改善體質也是可行的，只要用對手法，長期堅持，就很容易能感受到艾灸帶來的效果。平時可以灸療對驅寒祛濕有明顯效果的穴位，如豐隆穴、足三里、三陰交、神闕穴等。

拔罐

拔罐應該是在全世界範圍內流傳且被接受度最廣的中醫養生療法了，曾一度在美國游泳隊和體操隊中大受歡迎。拔罐有通經活絡、行氣活血、消腫止痛、祛風散寒等功效，常用於治療各種濕證。

其實，瞭解濕氣和痰濕之後，我們應該能理解，濕氣是無形的，瀰漫於體表或體內，通過在特定的穴位如足三里、陰陵泉等穴拔罐，能借助健運脾胃，來間接達到祛濕的效果。

冬季有效的祛濕飲食茶飲方

全副武裝的冬日裡，每天下班匆匆忙忙回到家，最期待的就是那一碗熱湯，暖口、暖胃又暖心，有助於把身體的寒氣和濕氣通通祛除乾淨，才能輕輕鬆鬆地度過冬季。

◈生薑肉桂茶

材料（1人份）

肉桂20克，薑片5片，豆蔻、八角各1粒，冰糖適量。

做法

將全部材料沖洗乾淨後，將除冰糖外的所有材料倒入煮沸的清水中，大火煮10分鐘，再小火煮10分鐘，最後加入冰糖至溶化，放溫後即可服用。

適用範圍

生薑肉桂茶有散寒止痛、補火助陽、暖脾胃、通血脈等功效。不僅能以此方作茶飲，也可以在燉補湯品時添加，讓料理既養生又美味。

◈板栗黃豆燉老鴿

材料（2人份）

老鴿1隻，黃豆500克，板栗肉50克，瘦肉100克，薑片2片。

做法

❶將老鴿和瘦肉洗淨後，用開水燙5分鐘，撈出。

❷將以上所有材料放入煮沸的清水中，蓋上蓋子燉煮，用大火蒸3個小時，簡單調味後即可食用。

適用範圍

板栗黃豆燉老鴿有溫補元氣、補氣益血的功效，對身體有虛證的人來說非常有幫助。

◈當歸羊肉湯

材料（3人份）

羊肉600克，生薑15克，當歸、熟地黃各9克，紅棗、枸杞各5克，米酒30～60克，鹽適量。

做法

將羊肉洗淨，在溫水中汆燙，切塊。將除當歸之外的其他所有材料倒入煮沸的清水中，以大火滾煮20分鐘，再用小火熬煮90分鐘，放入當歸片，接著煲20分鐘，最後加入適量鹽和米酒調味。

適用範圍

當歸羊肉湯有溫補氣血的功效，可用於緩解氣血虛弱或血虛血寒引起的精神不振、面色萎黃或淡白無澤、氣短乏力、失眠健忘、心悸、手腳冰冷等症狀。

◈三七石斛燉烏骨雞

材料（2人份）

三七3個，石斛20粒，烏骨雞半隻，瘦肉100克，薑2片。

做法

將烏骨雞和瘦肉洗淨後，切塊入開水中汆燙5分鐘。將所有材料放入煮沸的清水中，蓋上蒸籠蓋，大火蒸3小時後即可食用。

適用範圍

這道湯具有滋陰清熱、活血養顏的功效，一般人均可食用，唯兒童、孕婦不宜服用。

為了保持身體的健康狀態，祛濕是需要一直堅持的好習慣。秋冬季節是一年中最好的祛濕時間，及時祛除體內濕氣可以讓我們更輕鬆地迎接新的一年。總之，要記住，冬季只有正確驅寒祛濕才能保持健康的身體。

05／南方祛外濕，北方祛內濕

南北方的區別不僅在於地域，地理氣候條件也截然不同。一年四季，南北方有各自的氣候特徵，氣候是生存環境的重要條件之一，不僅影響著人們的飲食起居，更影響著人們的體質，進而衍伸出不同的祛濕或養生方法。說到南方的氣候，人們就會聯想到「潮濕」這個詞。我們都知道南方很潮濕，春雨細綿綿、清明雨紛紛、梅雨下不停、夏雨洪泡湯、冬雨濕漉漉，一年四季，濕冷的雨水隨時伴隨著人們的日常生活。

華南地區更是以「濕無天日」為人所知，春天的戶外總是一片霧濛濛的景象，家裡更是牆上濕、地面濕、屋頂濕。這也是南方人看重祛濕的原因，比如四川人透過吃辣椒、花椒、藤椒等麻辣味道的食物來祛濕氣；而廣東地區則藉由喝涼茶、祛濕茶來祛除濕氣。

相對來說，中國北方的氣候就乾燥很多，雨季較短。那麼，北方人就不需要祛濕氣了嗎？答案當然是否定的。對濕病有著精湛研究的路志正醫師就有「北方亦多濕」的理論。路醫師還指出「濕」雖為人生活所不可缺少的物質，然而，濕氣太過則成濕邪而為害人體，易使人精神倦怠、胃納呆滯、昏眩重痛等濕邪病證迭起。

我們已經瞭解到，濕氣分為內濕和外濕，而引起身體內部濕氣重的原因也不只是起居環境潮濕等外部原因，還有過食生冷、熬夜、愛吃肥甘厚味的不良生活習慣，造成的脾陽虛損、脾胃運化不利等問題，因此，北方人也需要重視濕氣問題。

因此，從氣候和地理氣候條件的南北差異來看，南方的祛濕重點在於防外濕或祛除自外部侵入人體的濕氣，而北方人的祛濕重點則是祛除身體內部濕氣。

南方祛外濕

在潮濕的環境中生活，身體一直處在濕邪侵襲的狀態。在這種情況下，最好的方法是盡量降低生活環境中的濕氣並提高自身的免疫力。推薦大家經常在屋子裡點艾葉、艾條，尤其是南方的朋友，艾煙有除穢（殺毒）和祛寒濕的作用。有朋友用艾葉和蒼朮煙燻屋子，便能明顯感覺到家裡比外面乾燥多了。

此外，生活在環境潮濕的情況下，身體難免受到濕氣侵擾，可多做艾灸以祛除侵入體內的濕氣。艾草有**溫經、祛濕、散寒、止血、消炎、平喘、止咳、安胎、抗過敏**等功效。祛濕效果比較好的穴位有足三里穴、關元穴、豐隆穴、承山穴等，艾灸這些穴位能提高身體祛濕、防護的能力，同時，艾灸的艾煙也能燻乾屋內，可謂一舉兩得。

北方祛內濕

要祛除內濕，一定先要分清濕的類型，是寒濕、濕熱，還是風濕。體內濕氣較重的朋友可以對照前一章節每種濕證的症狀來分辨自己的濕氣寒熱。如果實在分辨不清，可以請教專業的中醫師。

如果是寒濕體質，則需要祛寒祛濕，運動後出汗是祛寒祛濕最好的方式，經常運動或進行體力勞動的人，會感覺體內的熱量明顯提高了，這是因為運動生熱，發揮了驅散寒濕的作用。其實，只要讓自己適當出汗，不管是運動後出汗、吃了溫熱食物或喝了熱水而出汗，還是泡腳後微微發汗，都可以達到祛寒祛濕的效果。

如果是濕熱體質，你可能深有體會，祛除濕熱是一個緩慢而又不斷反覆的過程。在祛濕熱的過程中，如果使用太過猛烈的方法，會很容易傷到自己的身體。但這也不代表我們對濕熱束手無策，其實民間也有很多療效快、耗時短同時又安全的方法。濕熱體質的人們一般都飲食不規律，愛吃辛辣生冷的食物，既然濕熱從口而入，那麼**最簡單的方法就是調節飲食**，日常飲食中適當多攝入黑豆、山楂、海帶、梨、枸杞、米粥、蘿蔔、桂圓等溫潤的食材，用這種方法祛濕熱安全又有效。

在濕氣的治療上，中醫擁有幾千年的治療經驗，而且發展出了千萬種既有益健康又美味的祛濕食療茶飲方，無論北方的內濕，還是南方的外濕，藥食雙管齊下，就能有效祛除體內濕氣，使身體清爽又輕鬆，回到生命能量具足的狀態。

06／祛濕離不開的幾種常見藥材

除了運動出汗、艾灸重要穴位、食療茶飲方，服用常見的保健中藥材也是一種有效的祛濕方法。在平時生活中，我們可以根據自己的情況和身體需求來選擇服用一些中藥材治療疾病，但是大家一定要在醫師的指導下服用，切記不可盲目使用。

黨參：和脾胃，除煩渴

黨參味甘，性平，歸肺、脾經，有補中益氣、止渴、健脾益肺、養血生津等功效。《本草從新》中記載黨參「補中益氣，和脾胃，除煩渴」；《本草正義》

中還有「黨參力能補脾養胃，潤肺生津，健運中氣」的說法，且尤為可貴的是「健脾運而不燥，滋胃陰而不濕，潤肺而不犯寒涼，養血而不偏滋膩，鼓舞清陽，提振中氣，而無剛燥之弊」。

黨參是通過健脾的方式起到利濕的作用，比如脾氣強健，大便溏泄的病症就會減少。從某種角度來說，黨參可以治療脾虛導致的濕邪內停的現象。想要祛濕氣，單憑黨參的效果並不明顯，一般都是黨參與其他祛濕中藥材搭配使用才會更有效果。

白朮：健食消谷，輕身延年

白朮味苦、甘，性溫，其所治之濕為脾虛不能運化水濕之象。

在《神農本草經》中，將白朮歸為上品，主治「風寒濕痹、死肌、痙疸、止汗、除熱」；《名醫別錄》則記載白朮能「消痰水，逐皮間風水結腫」；《本草崇原》中記載白朮「質多脂液，乃調和脾土之藥也」，意為白朮能夠補益脾土，使得土氣順利運行，「則肌肉之氣外通皮膚，內通經脈，故風寒濕之痹證皆可治也」；《本草求真》中記載白朮「專入脾」，其性最溫，服則能「健食消谷，為脾臟補氣第一要藥也」，凡水濕之邪，「靡不因其脾健而自除」、「脾土強者，自能勝濕」。

因此，白朮乃補脾祛濕之重要藥材，並能夠健運土氣、祛濕而使津液敷布於四肢皮膚，經脈調和而除風寒濕痺。然而，其治濕亦有缺點。《本草求真》指出，若寒濕太過嚴重，用白朮不僅不能達到健脾祛濕的效果，還會「甘徒滋壅」，「必待腎陽培補，水氣漸消，腎氣安位」才能服用。

茯苓：寧心安神，利水滲濕

茯苓味甘、淡，性平，歸心、肺、脾、腎經。其藥用價值非常高，適當地服用一些茯苓，可以發揮利水滲濕、益脾和胃、寧心安神的功效。我國食用茯苓的歷史已有兩千多年，《神農本草經》將茯苓列為「上品」，稱其「久服安魂養神，不饑延年」。

《藥品化義》曰：「白茯苓，主治脾胃不和，泄瀉腹脹，胸脅逆氣，膈間痰氣。」《吳氏中饋錄》中關於唐宋集市食攤上用茯苓、糯米、白朮磨粉製成的茯苓糕，是食用茯苓的最早記載。很早以前，就有食用茯苓的傳統，聽說清代慈禧也非常喜歡吃；除了以上食物，還有茯苓包子、茯苓粥等。

薏苡仁（別名薏仁、苡仁、薏米）：清熱排膿，補脾止瀉

薏仁味甘、淡，性涼，歸脾、胃、肺經，有健脾滲濕、除痺止瀉、清熱排膿等功效。唐代《食醫心鏡》中曰：「薏苡仁粥治久風濕痺，補正氣，利腸胃，消水腫，除胸中邪氣，治筋脈拘攣，薏苡仁為末，同粳米煮粥，日日食之，良。」明代《本草綱目》中有云：「消渴飲水，薏苡仁煮粥食之。」又謂：「薏苡仁粥，除濕熱，利腸胃。」清代《福壽丹書》稱薏苡仁粥「補脾胃，疏風濕，壯筋骨」。

《中國藥植圖鑒》也有記載：「薏苡仁治肺水腫，濕性肋膜炎，排尿障礙，慢性胃腸病，慢性潰瘍。」根據加工炮製的方法不同，薏仁可分為生薏仁和炒薏仁。中醫認為，薏仁生用時偏滲濕利水、清熱排膿；炒用則補脾止瀉、利濕的作用更強。

陳皮（別名廣陳皮、廣柑皮）：理氣健脾，燥濕化痰

陳皮味苦、辛，性溫，歸肺、脾經，有理氣健脾、燥濕化痰等功效。關於陳皮的記載最早見於《神農本草經》，只是名稱開始為「橘柚」，即「橘柚，味辛溫。利水穀，久服去臭，下氣通神」，主要涉及理氣、健脾、消食的功用。南北朝時期《名醫別錄》又增加了止咳、利尿止瀉等功用。

隨著歷代醫家的臨床驗證，陳皮理氣健脾、燥濕化痰的功效逐步確定。到了明清時期，因為本草學家和醫家對陳皮本草功用的深入認識，陳皮的功效才得以確定。如《本草備要》中記載：「調中快膈，導滯消痰，……皆取其理氣燥濕之功。」《本草分經》中記載：「能散能和，能燥能瀉，宣通五臟，統治百病。」這與現代藥典所記述的「理氣健脾，燥濕化痰」相當一致。

厚朴：燥濕消痰，下氣除滿

厚朴味苦、辛，性溫，入脾、胃、肺、大腸經，有燥濕消痰、下氣除滿等功效，主治濕滯傷中、胃脹吐瀉、食積氣滯、腹脹便秘、痰飲喘咳。厚朴是一種古

老的藥材，其臨床應用也非常廣泛。《神農本草經》將厚朴列為中品，開胸順氣丸、藿香正氣丸、木香順氣丸、鱉甲煎膠囊、保濟丸、香砂養胃丸等傳統中藥及新藥中均以厚朴為主藥。

蒼朮：健胃安脾，利小便

蒼朮味辛、苦，性溫，入脾、胃、肝經，有燥濕健脾、祛風濕等功效。蒼朮是中醫常用藥材，主治濕阻中焦、風寒濕痺、腳膝腫痛、痿軟無力、雀目夜盲。蒼朮苦溫辛烈，為運脾要藥。《景嶽全書》記載的柴平湯中就用生蒼朮，重在祛濕。《攝生眾妙方》中記載蒼朮經炮製，主要功效是健脾理氣。《珍珠囊》中記載：「能健胃安脾，諸濕腫非此不能除。」《本草綱目》中有提到：「治濕痰留飲……及脾濕下流，濁瀝帶下，滑瀉腸風。」《新修本草》中稱其能「利小便」。

藿香：和胃氣，化食積

藿香味辛，性微溫，歸肺、脾、胃經，有快氣、和中、辟穢、祛濕等功效，屬於理氣藥的範疇。《藥品化義》中記載：「藿香，其氣芳香，善行胃氣，以此調中，治嘔吐霍亂，以此快氣，除穢惡胸悶。且香能和合五臟，若脾胃不和，用之助胃而進飲食，有醒脾開胃之功。」指出藿香能夠強脾健胃，通過健脾胃的方式，加快體內濕氣的運化。

《本草正義》稱其為妙品：「藿香，善理中州濕濁痰涎，為醒脾快胃，振動清陽妙品。」《珍珠囊》中記載藿香有「補衛氣，益胃氣，進飲食，又治吐逆霍亂」等好處。《本草再新》則稱藿香有利於除風化濕，正所謂「解表散邪，利濕除風，清熱止渴」。

佩蘭：發表解暑

佩蘭味辛，性平，歸脾、胃、肺經，有芳香化濕、醒脾開胃、發表解暑等功效，用於濕阻中焦、脾經濕熱證、急性腸胃炎、胃脹嘔惡、口中甜膩、口臭、多涎、舌苔垢膩、解暑辟濕表證、頭脹胸悶等。

關於佩蘭的功效，《本草綱目》中記載：「佩蘭氣香而溫，味辛而散，是足太陰經、足厥陰經之藥。因脾喜芳香，肝宜辛散，脾氣舒，則三焦通利而正氣和；肝郁散，則病邪解。」藿香和佩蘭經常在一起使用，藿香有解表的作用，佩蘭行氣的作用更強，兩者一起用，可以很好地祛除中焦濕氣，振奮脾胃陽氣。

砂仁：女性必備

砂仁味辛，性溫，歸胃、脾、腎經，有化濕開胃、溫脾止瀉、理氣安胎等功效，其範疇屬於化濕藥。李時珍曾評價砂仁說：「補肺醒脾，養胃益腎，理元氣，通滯氣。」中醫認為，凡是出現胸悶胃脹、腹脹食少、腹痛泄瀉、胎動不安、妊娠惡阻等症狀，都可以用砂仁配合其他中藥材來治療。

車前子：陽氣不足者慎服

車前子味甘，性微寒，歸肝、腎、肺、小腸經，有清熱祛濕、利尿通淋、明目和竅、祛痰肅肺等功效，主治水腫脹滿、熱淋澀痛、暑濕泄瀉、目赤腫痛、痰熱咳嗽等病症。關於車前子，《神農本草經》中記載：「主氣癃、止痛，利水道小便，除濕痺。」

《藥性論》中記載：「能去風毒，肝中風熱，去心胸煩熱。」《本草綱目》中記載：「止暑濕瀉痢。」尤其需要注意的是，凡內傷勞倦、陽氣下陷、腎虛精滑及內無濕熱者應慎服。

茵陳：久服輕身

茵陳味苦、辛，性微寒，陰中微陽，無毒，入足太陽、少陽之經。《本草新編》中記載：「專治癉症發黃[1]，非黃症，斷不可用。」也就是說，茵陳專治黃症，不是真的引起發黃的病症千萬不要服用。《本草經解》中記載：「主風濕寒熱邪氣，熱結黃膽，久服輕身益氣。」茵陳對風濕、寒濕、濕熱均有效，對黃疸尤為有效。《藥鑒》中也有這種說法：「治風濕寒熱黃膽，及遍身發黃，小便不利。」

1 因濕熱所引發之症狀，面目肢體發黃。

香薷：發汗解表，和中化濕

香薷味辛，性微溫，歸肺、胃經，有發汗解表、中和化濕等功效。香薷素有「夏月之麻黃」的說法，它長於疏表散寒、祛暑化濕。

宋代《太平惠民和劑局方》中有一香薷飲，由香薷、厚朴、扁豆三味藥組成，三物合用有內化暑濕之效。

荷葉：清涼解暑，止渴生津

荷葉味苦，性平，歸肝、脾、胃經，有清熱解暑、升發清陽、涼血止血等功效，可用於治療暑熱煩渴、暑濕泄瀉、脾虛泄瀉、便血崩漏等症狀。《本草綱目》記載，荷葉可以「生發元氣，散瘀血，消水腫」。《本草再新》認為荷葉有「清涼解暑，止渴生津」的功效。《本草通玄》則記載其可以「開胃消食，止血固精」。

荷葉可藥食兩用，入食味清香、可口宜人，入藥可理脾活血、祛暑解熱，治療暑天外感身痛及脾濕瀉泄。

第5章

不做無用功，對應症狀祛濕中藥湯

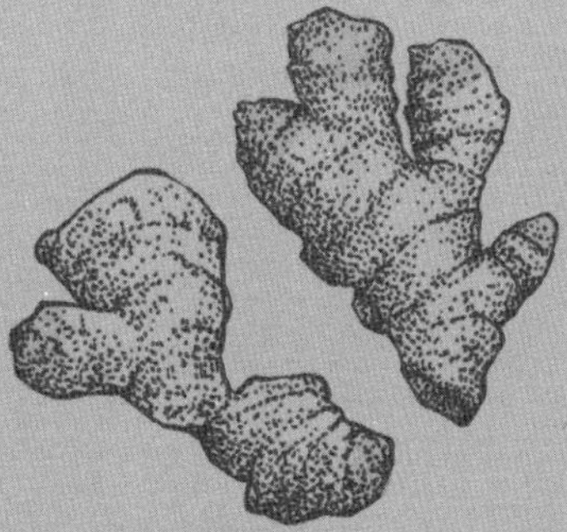

我們已經知道，體內濕氣重有很多症狀表現，而且不同類型的濕氣重有各自相異的症狀。我們祛濕氣，要想不做無用功，避免對身體造成傷害，就必須針對自身對應的症狀，使用不同祛濕氣的方法，才能有效祛濕、改善身體機能。

01／山藥雞湯——補脾氣，改善腸胃功能

一般情況下，腸胃功能紊亂或有缺陷的人，通常有腹痛、腹瀉、腹脹、反酸、打嗝、噁心、嘔吐等症狀表現，這可能都是因為脾出了問題。

在中醫理論中，脾主運化，是氣血生化之源，是後天之本。脾氣虧虛，有失健運，久而久之，就會產生腸胃問題。而造成脾氣虛弱的原因有很多，一來是先天不足，或脾胃虛弱；二來是後天失於調養；可能是飲食不規律，饑飽失常；可能是勞累過度，或者憂思日久，損傷脾胃；或者是年老體衰的自然表現；當然，也有可能是大病、久病之後，元氣未復原，失於調養。脾氣虧虛，運化功能失常，導致氣血生化動力不足，就會形成脾氣虛證，引起腸胃問題。

那麼，針對這些症狀，我們除了要從源頭上改善生活或飲食習慣，還要注意飲食調養，**多吃一些補脾氣、改善腸胃功能的食物**。下面介紹一道可以有效改善脾胃功能的中藥湯品——山藥雞湯。

山藥雞湯

材料（1人份）

山藥500克，黨參、白朮、茯苓各10克，炙甘草3克，生薑3片，紅棗5個，土雞半隻。

做法

將雞肉和山藥切塊，將以上所有材料加入煮沸的水中，用電鍋煮成雞湯後，放溫即可食用。

功效

山藥性甘平、無毒，具有補脾、益腎、養肺、止瀉、斂汗等功效。對脾虛的個體來說，山藥既能補脾氣，又能補脾陰。因此，山藥是很好的進補食物藥，有相當高的藥用價值。

黨參有補中益氣、健脾養胃、益肺補氣、益氣生津的功效，在臨床治療中，醫生常用黨參代替人參，為氣虛症狀較輕的患者調理慢性氣虛證。

自古以來，白朮就是健脾補脾的第一良藥。在眾多補脾的中藥中，白朮的補脾效果最為顯著。適量食用，可以很好地促進脾的新陳代謝，保護脾免受濕氣的損害，具有很好的健脾養脾、補氣去燥的滋補作用。

在日常生活中補脾，茯苓被稱為「四季聖藥」，意思是一年四季都可以用的好藥。之所以如此評價，是因為茯苓藥食同源，性質非常平和，就算常吃也不會出現上火之類的問題。

炙甘草則有健脾和胃的功效，常常用來治療食慾不振、便溏等疾病。

以上黨參、白朮、茯苓、甘草這四味中藥，合起來就是被稱為「補氣健脾第一名方」的四君子湯，不僅味道甘甜，而且健補脾胃，對改善脾胃氣虛的症狀非常有效。

另外，紅棗有美容養顏、調理脾胃、開胃健脾、補氣益血的功效。用這些食材煮成的山藥雞湯，不僅美味難擋，還能健脾補氣，增進食慾，改善腸胃功能。

02／芡實豬肚湯——改善女性白帶量多

很多女性都有白帶量多的問題，甚至有些人在月經階段非常容易引起濕疹疾病。對應症狀，追本溯源，我們發現造成白帶量多的根源是體內濕氣太重。體內濕氣過重，容易導致脾虛，造成濕氣下注，從而使女性出現白帶量多、有異味等情況，嚴重的還會導致婦科炎症。

若希望白帶恢復正常，最有效且最根本的方法就是祛除體內的濕氣。接下來為大家推薦一道經典美味的祛濕中藥湯品——芡實豬肚湯，非常適合女性讀者們食用。

芡實豬肚湯

材料（1人份）

芡實15克，蓮子15克，茯苓10克，淮山藥15克，豬肚半個，米酒10毫升，薑片3片。

做法

豬肚切成薄片，將以上所有材料倒入煮沸的清水中，電鍋燉煮爛熟後，加適量鹽調味，放溫後即可食用。

功效

芡實中的營養成分能使脾胃恢復健康狀態，達到祛濕止血的功效。芡實不僅有祛濕的作用，還有益腎固精、健脾止瀉、止帶的作用。

蓮子性平、味甘，有養心安神、益腎固精、健脾止瀉的功效，適用於久瀉、白帶、虛煩失眠等症狀。最重要的是，蓮子健脾利尿，有一定的祛濕效果。通常情況下，芡實和蓮子搭配在一起食用，可以發揮健脾固澀的作用，但便秘的人不宜多食。

茯苓味甘淡，有利水滲濕、健脾和胃、寧心安神的功效，也有一定的祛濕效果。淮山藥並沒有直接祛濕的功效，但是可以補脾，相當於間接地促進體內濕氣的排出。

此外，豬肚味甘、性溫，具有補虛損、健脾胃的功效，可用於緩解虛勞瘦弱、胃疼痛、胃下垂、婦女赤白帶下和小兒疳積[1]等症狀。

綜上所述，這道芡實豬肚湯有助於改善食慾不振、腹脹、腹瀉、消瘦、婦女白帶量多等問題。

1 是指小兒因脾胃虛弱，運化失常，導致乾枯羸瘦的病症。

03／藿香海帶芽豆腐湯——補鈣強骨，祛暑濕

夏季暑濕當令，天氣酷熱而濕氣蒸騰。此時人體氣機大都充斥於體表，體內五臟處於極度虛弱的狀態，尤其是擔負著消化食物和吸收營養任務的脾胃，很容易受到暑濕的侵害。其中脾喜乾，最怕水濕，而胃熱過度也容易造成食積不化，影響消化功能。

因此，對於夏季飲食，祛暑濕是重中之重。下面介紹的這道祛濕中藥湯——藿香海帶芽豆腐湯，不僅能夠祛暑濕，還能補鈣強骨，並且味道鮮美，各類族群均可食用。

藿香海帶芽豆腐湯

材料（1人份）

藿香6克，生薑5片，海帶芽8～10小條，豆腐1大塊，鹽少許。

做法

生薑切絲，豆腐切小塊，將以上所有材料倒入煮沸的清水中，煮成湯後，加入適量鹽調味即可。

功效

提到藿香，想必大家並不陌生，夏季中暑時，我們都會喝藿香正氣水，裡面的「藿香」就是此藿香。藿香有利腸胃、發汗、祛暑濕等功效，是夏季治療暑濕的常用中藥，可以改善暑濕引起的胸悶、腹痛、嘔吐、腹瀉和食慾差等症狀。

夏天講究養心，海帶和藿香一起食用，不但能夠增強二者涼血清熱的作用，還可以起到輔助降低血糖、血脂和膽固醇的食療作用，有效預防動脈硬化和抗衰老等。但是需要注意，有甲狀腺亢進史的人應遵醫囑食用，因為海帶中含有豐富的碘，吃了可能會加重甲亢症狀或者引起甲亢復發。此外，海帶和豆腐含有豐富的鈣質，可以補鈣強骨，對筋骨很有幫助。

TIPS

喝中藥湯只喝湯不吃肉？

雞湯、肉湯、魚湯等主要的營養成分還在肉裡，以蛋白質為例，湯裡所含的營養只相當於肉中蛋白質的７％左右，其他如脂肪、維生素等含量也都不多。所以，提倡大家將湯與可以吃的內容物一起吃食用。

04／荷葉山楂黃瓜湯——改善高血脂、濕氣重

從中醫角度來講，血脂高共有三種類型，即「痰濕壅盛型高血脂症」、「氣滯血瘀型高血脂症」和「氣血虛弱型高血脂症」。一般來說，患有痰濕壅盛型高血脂症的人，大多身材肥胖，有濃痰、渾身乏力、嗜睡、肚子大、失眠健忘、脾氣不好等。

造成這種亞健康[2]狀況的原因多為：脾胃虛弱，脾胃功能失調；脾失健運，不能運化體內的水穀和津液；或者內分泌代謝紊亂，導致體內新陳代謝的垃圾無法正常排出。簡言之，就是體內的垃圾、廢水、毒水、污水沒有排出去。因此，對於痰濕壅盛型高血脂症患者來說，祛濕可改善脾胃功能，使得人體把該吸收的物質吸收進來，該排出的廢物排出去，從根本上改善痰濕體質，就能將血脂降低

到正常水準。接下來介紹一道荷葉山楂黃瓜湯，可以讓人擺脫高血脂、濕氣重的亞健康狀況。

荷葉山楂黃瓜湯

材料（1人份）

乾荷葉15克，山楂10克，陳皮6克，黃瓜半根，鹽少許。

做法

黃瓜去皮切小塊，將以上所有材料一起倒入煮沸的清水中，煮15分鐘後去渣濾汁，放溫後即可飲用。

功效

荷葉具有消暑利濕、健脾升陽、散瘀止血、清熱解暑、升發清陽、涼血止血的功效。荷葉粥或荷葉飯是夏天極佳的解暑食物。中藥現代研究結果表明，荷葉

2 是指人處於健康和疾病之間的一種臨界狀態。

有降血脂和降膽固醇的作用，而且對高血壓的治療也有一定的輔助作用，非常適合有高血壓的中老年人食用。需要注意的是，身體瘦弱、氣血虛弱的人應該慎食荷葉。

山楂有消食健胃、行氣散瘀等功效，還可以有效防治心血管疾病，具有擴張血管、強心、增加冠脈血流量、改善心臟活力、興奮中樞神經系統、降低血壓和膽固醇、軟化血管及利尿和鎮靜的作用。

值得留意的一點是，現代實驗研究表明，山楂提取液不僅能阻斷亞硝胺的合成，還可以抑制黃麴黴素的致癌作用。因此，消化道癌症的高危族群建議經常食用山楂，對於已經患有癌症的患者，若出現消化不良的狀況時，也可以將山楂、白米一起煮粥食用，這樣既可助消化，又能起到輔助抗癌的作用。但是胃酸過多及胃潰瘍患者須謹慎服用。

陳皮有理氣健脾、燥濕化痰、解膩留香、降逆止嘔的功效，可用於治療胸悶脹滿、食少吐瀉、咳嗽痰多等症狀。陳皮由橘皮經曬乾或晾乾製成。作為一味理氣、健胃、化痰的常用中藥，用它泡水飲用，能清熱、化痰、去燥。一般情況下，陳放的時間越久越好，放至隔年後，陳皮中不利於健康的揮發油含量減少，而黃酮類化合物含量增加，藥用價值就會充分體現出來。

黃瓜有除熱、利水、解毒、生津止渴、清熱利尿等功效，能夠促進新陳代謝，有降血脂、抗腫瘤、抗衰老、防酒精中毒、降血糖、減肥強體、健腦安神的作用。

TIPS

曬乾的橘子皮不是陳皮

很多人認為陳皮就是橘子皮，但是事實上，中藥所用的陳皮和市面上的鮮橘子皮是兩回事。陳皮要經過晾乾炮製後才能成為陳皮，秋末冬初果實成熟時，將採收的青柑果皮，經年陳放後做成陳皮。

陳皮之所以得此名，是因為陳放的時間越久，其藥用價值越高。所以請記住，陳皮是一味理氣、健胃的常用中藥，但絕對不是新鮮的橘子皮。由於陳皮有一定的燥濕作用，因此氣虛、燥咳、有胃火的人不宜多食用。

05／蒼朮冬瓜祛濕湯——除脹氣、燥濕，治腹瀉

中醫將腹瀉又稱「泄瀉」，以濕為主，即「濕多成五泄」，其病機關鍵在於脾虛濕盛，為長期飲食失調、勞倦內傷所致。正如《景嶽全書．泄瀉》中所說：「泄瀉之本，無不由脾胃。」由寒濕侵入體內造成的濕氣重和脾胃病，其主要症狀有噁心、厭食、胃脹氣、有積水感、腹瀉、胸悶等。因此，要治療脹氣、腹瀉，重點在於祛濕健脾胃。**脾胃的功能恢復正常，體內的寒濕，脹氣、腹瀉的症狀自然會消失**。下面介紹的這道蒼朮冬瓜祛濕湯，就是能夠祛除脹氣、燥濕、治療腹瀉的有效藥湯。

蒼朮冬瓜祛濕湯

材料（1人份）

蒼朮15克，澤瀉15克，冬瓜250克，豬瘦肉500克，生薑片、鹽、雞粉各適量。

做法

❶將蒼朮、澤瀉洗淨，冬瓜、豬瘦肉洗淨切塊。

❷豬瘦肉放入煮沸的清水中，焯去血水。

❸把蒼朮、澤瀉、冬瓜、豬瘦肉、生薑片一起放入鍋內，再加入適量清水，以大火煲沸後，用小火煲1小時，簡單調味後即可食用。

功效

蒼朮辛香而苦，具溫燥之性，既能芳化濕濁，苦燥脾濕，除中焦穢濁之氣，又能健運脾胃，促進運化，有健脾、燥濕、解鬱、辟穢等功效，是燥濕健脾的重要藥材，尤其對濕濁阻中、脾失健運而致的腹脹、困倦乏力、食慾不振、嘔惡泄瀉、舌苔白膩等病症最為有效。

澤瀉具有利水滲濕、清濕熱的功效，對於治療高血脂症、糖尿病、脂肪肝和中風恢復期等均有明顯療效。冬瓜是一種有益於人體保健的瓜類蔬菜，有利水消痰、清熱解毒的功效，而且自古以來就是減肥妙品，經常食用冬瓜對人體有很多好處。

三者加在一起，可以發揮良好的排水利濕效果，還能健脾強胃，除脹氣、治腹瀉，推薦大家煲湯食用。

TIPS

煮湯不宜先放鹽

因為鹽有滲透作用，會使湯原料中的水分排出、蛋白質凝固，這樣湯汁的鮮味就會不足。煮湯時，可以先放些香蔥、胡椒、蒜、薑等調味，等湯要出鍋時，再放入適量的鹽調味即可。

06／砂仁豬心紅棗湯——改善腸胃寒濕引起的嘔吐

中醫根據病因和體質的差別，將胃腸炎分為濕熱、寒濕和積滯等不同類型。其中寒濕型胃腸炎大多為寒濕之氣侵襲人體，導致脾胃受到損傷，體內濕氣重且脾胃虛弱，會出現嘔吐以及腹瀉等症狀，腹瀉會出現如清水一樣的大便。嚴重者可能還會因為胃腸道消化功能弱和消化不良導致營養吸收不足，胃腸道腐敗性的物質和氣體變多，引起全身痠痛、嗜睡、乏力等症狀。

一般情況下，除了藥物治療，為了緩解症狀，可以進行腹部熱敷，清淡飲食，吃易消化的食物，避免辛辣刺激性的食物。同時結合中醫艾灸進行治療，效果會更好。除了注意飲食，也可進行食療，下面介紹一道砂仁豬心紅棗湯，既可以養心安神，又可以改善腸胃寒濕引起的嘔吐。

砂仁豬心紅棗湯

材料（1人份）

豬心1個，紅棗10個，生薑3片，砂仁6克，米酒20毫升，鹽少許。

做法

豬心洗淨後，將以上所有材料倒入一鍋煮沸的清水中，煮成湯，加適量鹽調味即可。

功效

豬心是很常見的食材，在一般情況下，人們用來煮湯或者煮粥食用率比較高，也可以鹵煮食用。古代有「以形補形」的說法。豬心有補血養心、加強心肌營養的作用，可以增強心肌收縮力，常用於心神異常的病變，配合鎮心化痰的藥物食用，效果顯著。雖然豬心營養價值高並且功效良好，但是也不可以多吃，因為過多食用或與五行陰陽相剋的食物同吃，都會對身體造成非常不好的影響。

李時珍在《本草綱目》中曾提到：「棗味甘、性溫，能補中益氣、養血生津。」紅棗對治療脾胃虛弱、食少便溏、氣血虧虛等病症有很大的輔助作用。常吃紅棗可治療身體虛弱、神經衰弱、脾胃不和、消化不良、勞傷咳嗽、貧血消瘦等病症，而且，紅棗在養肝防癌方面的效果尤為突出。

砂仁性溫、味辛，具有行氣調中、和胃醒脾的功效，可用於治療濕濁中阻、腹痛腹脹、胃脹食滯、嘔吐瀉泄、妊娠惡阻、胎動不安等病症。此外，砂仁是一味具有溫補性質的藥材，可以改善脾胃寒濕引起的腹脹、嘔吐、腹瀉等症狀。

綜上所述，這道砂仁豬心紅棗湯可以養心安神，有效改善心悸、失眠、貧血等症狀，同時還能有效改善腸胃寒濕引起的嘔吐和腹瀉。

TIPS

如何處理豬心的異味？

買回豬心後，立即在少量麵粉中「滾」一下，放置1小時左右，再用清水洗淨，這樣烹炒出來的豬心味美純正。

第6章

寒濕、濕熱、風濕，對應體質祛濕中藥茶

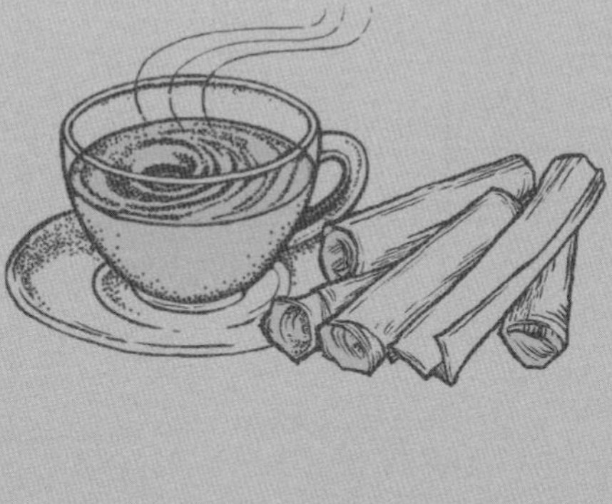

平時上班太忙，大多數人會選擇購買市面上的祛濕茶喝。但是，祛濕茶的種類繁多，如果不知道哪種適合自己，隨機地買中藥茶喝，反而會傷害脾胃。從中醫角度來講，人的濕氣體質分爲寒濕、濕熱和風濕三種，而一般性食物可以分爲寒性、中性和溫性。不同體質的人適合不同屬性的食物，喝中藥茶也是同樣的道理。

01／暑濕較重：車前扁豆茶、金橘荷葉茶、香薷祛濕茶、藿香飲

每年長夏之季濕氣當令，空氣相對濕度較大，即人們生活環境中的外部濕氣很大。早在清代初期，著名醫家汪昂就提出「暑必兼濕」。當環境溫度較高時，人體就要借汗液的蒸發排出熱量，此時，空氣濕度就顯得尤為重要，因為當空氣濕度較高時，汗液蒸發速度就會變慢，人體就會產生不舒服的感覺。

長夏時節的典型特徵就是高溫伴著高濕（例如夏季雷雨來臨前或剛過後），此時很容易發生中暑現象。此外，「暑濕」這個詞語還有一定的地域性。尤其是氣候偏濕熱的東南亞地區，人們較容易形成濕熱體質。

然而，致使人們形成濕熱體質的原因不只是環境中的濕氣，也有人體內部的因素。每年長夏濕氣當令，五臟中的脾與之相應。中醫把「濕」稱為「陰邪」，

而脾為至陰之臟，喜燥惡濕，所以脾氣在長夏的時候最旺盛。如果長夏濕氣過盛，則最易傷脾。另外，脾主運化水液，其特徵是陽氣易衰、陰氣易盛，濕邪侵襲人體後最易傷害脾陽，而脾陽虛弱則會導致濕邪的侵入。再加上現代人愛吃、常吃重鹹重口味食物，且運動量減少，更給濕邪增加了可乘之機。

知道了暑濕的來源，我們還要知道怎麼化解體內積累或外部侵入的暑濕之氣。一般來說，**運動是最好的方式**，但是對於不愛運動的多數人而言，喝適合自身體質祛暑濕的中藥茶，也是不錯的選擇。

車前扁豆茶

材料（1人份）

車前子10克，淡竹葉6克，乾荷葉6克，白扁豆15克。

做法

方法❶ 所有材料用水洗淨後，加入約800毫升的水，大火煮開，小火再煮10分鐘，熄火後燜5分鐘，去渣後即可飲用。

方法❷ 所有材料用水洗淨後，放入泡茶的壺中，加入熱開水，水量以浸過藥面1公分為宜，泡5分鐘後即可倒出當茶飲用，一壺可泡2～3次。

功效

車前子有利尿止瀉、清濕熱的功效。白扁豆可以有效改善脾胃虛弱、暑濕、嘔吐、腹瀉等症狀，此外還有解酒毒的作用。車前扁豆茶特別適合覺得頭重、食慾差、容易腹瀉、感覺煩熱的人。

金橘荷葉茶

材料（1人份）

金橘3顆，荷葉、竹葉、藿香各6克。

做法

方法❶ 所有材料用水洗淨後，加入約800毫升的水，大火煮開，小火再煮10分鐘，熄火後燜5分鐘，去渣後即可飲用。

方法❷ 所有材料用水洗淨後，放入泡茶的壺中，加入熱開水，水量以浸過藥面1公分為宜，泡5分鐘後即可倒出當茶飲用，一壺可泡2～3次。

功效

金橘不僅能生津止渴，還有開胃健脾、理氣化痰的功效。此外，金橘還含有豐富的天然維生素C，可以有效改善皮膚健康狀況，預防色素的沉澱，讓我們的皮膚變得更加有彈性、有光澤。

荷葉具有消暑利濕、健脾升陽、散瘀止血、清熱解暑、升發清陽、涼血止血的功效。荷葉粥或荷葉飯是夏天極佳的解暑食物。金橘荷葉茶一般人皆可飲用，小孩子可加少許冰糖調味飲用，特別適合覺得頭重、食慾差、容易腹瀉、感到煩熱的人飲用。

香薷祛濕茶

材料（2人份）

香薷3克，扁豆10克，厚朴6克，陳皮6克，生甘草3克，菊花3克。

做法

方法❶ 所有材料用水洗淨後，加入約800毫升的水，大火煮開，小火再煮10分鐘，熄火後燜5分鐘，去渣後即可飲用。

方法❷ 所有材料用水洗淨後，放入泡茶的壺中，加入熱開水，水量以浸過藥面1公分為宜，泡5分鐘後即可倒出當茶飲用，一壺可泡2～3次。

功效

香薷對治療暑濕性感冒非常有效，對暑濕性感冒引起的頭痛、畏寒、發熱、嘔吐、腹瀉等症狀的治療效果相當顯著。另外，香薷還可以改善水腫症狀，治療足癬。

扁豆有健胃消暑的功效，可以改善脾胃虛弱和夏天暑濕引起的嘔吐、腹瀉，還能解酒毒。厚朴有化濕導滯、行氣平喘、化食消痰、驅風鎮痛等功效，有助於治療濕困脾胃。陳皮的功效為理氣健脾、燥濕化痰，用於治療胸悶腹脹、食少吐瀉、咳嗽痰多等症狀。生甘草可以緩解脾胃氣虛、倦怠乏力等。

菊花味苦偏寒，有清熱解毒的功效，在各種瘡瘍腫毒的治療上也有不錯的效果。和前面的茶飲一樣，香薷祛濕茶特別適合覺得頭重、食慾差、容易腹瀉、感到煩熱的人飲用。

藿香飲

材料（2人份）

藿香10克，炒蘇子10克，炒麥芽10克。

做法

方法❶ 所有材料用水洗淨後，加入約800毫升的水，大火煮開，小火再煮10分鐘，熄火後燜5分鐘，去渣後即可飲用。

方法❷ 所有材料用水洗淨後，放入泡茶的壺中，加入熱開水，水量以浸過藥面1公分為宜，泡5分鐘後即可倒出當茶飲用，一壺可泡2～3次。

功效

藿香前面提過，它可以解暑開胃、理氣止嘔，是夏季治療暑濕的常用藥。炒蘇子就是炒紫蘇子，紫蘇子即紫蘇的乾燥成熟果實，有降氣止咳、行氣化痰、和胃潤腸、平喘清肺、通便、降血脂、降血壓的功效。炒麥芽是我們常見的一種食材，炒麥芽煎煮成水服用，對於腹脹以及胸肋骨疼痛有很好的調節作用，又能夠疏肝理氣。藿香飲可以有效改善感冒引起的嘔吐，以及夏天食慾不振、胃腸悶脹的症狀。

02／腸胃濕氣較重：白朮茶飲、首烏佛手茶、陳皮糙米茶、陳皮茶

腸胃是人體非常重要的分解消化食物的器官。不健康的飲食習慣或者濕邪入侵腸胃，都會造成腸胃虧虛。**由於胃腸運化能力不足而引發氣滯積食的問題**，西醫認為這是胃腸功能紊亂的症狀，而中醫則認為是**胃腸濕熱**。

如果腸胃出現濕氣重的問題，就會大大影響其對食物的消化功能，比如經常會出現消化不良、食慾不振、大便軟黏的情況，嚴重者甚至還會引發劇烈的胃痛，而且碰上陰天下雨的潮濕天氣，這些問題會更加重。若出現腸胃濕氣重的情況，需要及時進行治療，才能更好地恢復健康。

腸胃濕氣重的調理方法，主要是從日常生活起居做起。比方說，保持室內乾爽通風，以防外濕；在飲食上，注意健脾祛濕，多吃鯽魚、胡蘿蔔、蘋果、淮山

等，能慢慢緩解濕氣重的情況，而且腸胃系統關係到營養及水分代謝，最好的方式就是適量均衡飲食；在運動方面，透過運動流汗祛除體內多餘的濕氣，對於健康十分有益。

除了這些方面可以改善，食療茶飲方面起的效果也不容小覷，比如中藥茶飲，對腸胃濕氣重的調理有很大的幫助。

白朮茶飲

材料（1人份）

白朮10克，紅棗3個，炒麥芽10克。

做法

所有材料用水洗淨後，加入約600毫升的水，大火煮開，小火再煮10分鐘，熄火後燜5分鐘，去渣後即可飲用。

功效

白朮有補氣健脾、燥濕利水、止汗等功效，可用於調理改善脾虛食少、食慾不振、消化不良、腹脹腹瀉、頭暈水腫、痰飲眩悸、自汗和胎動不安等症狀。

紅棗自古就有「百果之王」、「天天吃紅棗，一生不顯老」、「五谷加紅棗，勝似靈芝」、「要使皮膚好，粥里加紅棗」等諸多美譽。它不僅是人們喜愛的果品，也是一味滋補脾胃、養血安神、治病強身的良藥，與白朮共用，能補中益氣、健脾胃，從而達到增加食慾、止瀉的功效。

炒麥芽性平、味甘，能行氣消食、健脾胃、疏肝解郁，可用於改善食積不消、胃腹脹痛、脾虛食少等問題。這道白朮茶飲可以改善小兒易流口水的症狀，還可以改善腸胃功能，健脾祛濕。

首烏佛手茶

材料（1人份）

製何首烏10克，佛手10克，厚朴6克。

做法

所有材料用水洗淨後，加入約600毫升的水，大火煮開，小火再煮10分鐘，熄火後燜5分鐘，去渣後即可飲用。

功效

《本草分經》這樣記載何首烏：「苦，甘，溫。補益肝腎，澀精氣，養血，化虛痰，烏鬚髮，消臃腫。補陰而不滯不寒，強陽而不燥不熱，為調和氣血之聖藥。」何首烏有烏髮養生、延緩衰老、補肝腎、益精血、強筋骨、解毒、潤腸通便的功效。佛手具有疏肝理氣、和胃止痛的功效，可用於改善肝胃氣滯、胸脅脹痛、胃痛、食少嘔吐等消化問題。

厚朴有燥濕消痰、下氣除滿的功效，可用於治療濕滯傷中、胃痛吐瀉、食積氣滯、腹脹便秘、痰飲喘咳等消化系統的問題，是除脹氣、燥濕、治腹瀉和消痰平喘的重要中藥材。這道首烏佛手茶不僅能養肝補血，還能行氣健脾胃。

陳皮糙米茶

材料（1人份）

糙米2湯匙，陳皮6克。

做法

以乾鍋小火炒糙米至焦香，放涼後儲存備用。將2湯匙糙米和陳皮放入

500毫升熱開水中，放溫後即可飲用。

功效

陳皮有理氣健脾、燥濕化痰的功效，可用於治療或改善胸悶脹滿、食少吐瀉、咳嗽痰多、腸胃氣滯等症狀。糙米能起到健脾養胃、補中益氣、調和五臟、鎮靜神經、促進消化吸收等作用。

這道陳皮糙米茶看似簡單，實則對身體大有裨益，可以有效地健脾開胃，祛除腸胃濕氣。

陳皮茶

材料（1人份）

陳皮、佛手6克，玫瑰花5朵。

做法

方法❶ 所有材料用水洗淨後，加入約600毫升的水，大火煮開，小火再煮10分鐘。熄火後燜5分鐘，去渣後即可飲用。

方法❷ 所有材料用水洗淨後，放入泡茶的壺中，加入熱開水，水量以浸過藥面1公分為宜，泡5分鐘後即可倒出當茶飲用，一壺可泡2～3次。

功效

陳皮素有「一兩陳皮一兩金，百年陳皮勝黃金」的美譽，可以健脾、開胃、養肝，還能止咳化痰、燥濕袪痰、理氣和中。現代醫學發現的陳皮揮發油，可以緩和消化道所受的刺激，利於排出積氣，對食積不消、腹脹的改善效果良好，且對咳嗽痰多的症狀也能有所緩解。

佛手具有疏肝理氣、和胃止痛的功效，可用於改善肝胃氣滯、胸脅脹痛、食少嘔吐等消化問題。玫瑰花味辛、甘，性微溫，有理氣解鬱、化濕和中、活血散瘀、調理肝胃等功效。

這道陳皮茶不僅可以行氣健胃，改善胃脹和胃痛的問題，還能舒緩緊張的情緒，同時還有化痰的功效，特別適合吞咽時感覺痰梗的人。

03／祛濕去脂：檸檬梅子綠茶、輕身祛濕茶

如果體內濕氣過重，濕氣就會在體內大量地堆積，舌頭也會被水濕泡得又大又腫，覆蓋著又厚又白的舌苔，邊緣還有齒痕。此外，這些水濕經常堆積在下身腹部、腿部，它們會和脂肪混在一起，形成我們所說的「痰濕」，讓人看上去更胖，大便裡也有大量的水濕，進而導致便溏、大便不成形的問題。

對於肥胖想減肥或者高血脂降不下來的人，祛濕去脂應該是最需關心的問題。之所以「祛濕」在前，「去脂」在後，是因為對於去脂來說，祛濕更重要，祛濕是切斷脂肪增多的源頭問題，只有祛除濕氣，然後再去脂肪，才能更好地恢復健康。

然而肥胖的人大都體虛，減肥方式無非節食、運動化脂，然而，這相當於為

虛弱的身體做減法，不考慮身體內部根源的問題，不僅瘦不下來，還會減出更多的病。正確的做法是增補和減法一起做，但增補是前提，只有好好地調理脾胃、增補氣血，才能真正瘦身成功。

既然如此，那接下來就為大家介紹兩道有助於我們調理脾胃、增補氣血的茶飲方。

檸檬梅子綠茶

材料（1人份）

檸檬3片，烏梅3個，山楂10克，陳皮6克，綠茶3克，冰糖適量。

做法

方法❶ 所有材料用水洗淨後，加入約600毫升的水，大火煮開，小火再煮10分鐘，熄火後燜5分鐘，去渣後即可飲用。

方法❷ 所有材料用水洗淨後，放入泡茶的壺中，加入熱開水，水量以浸過藥面1公分為宜，泡5分鐘後即可倒出當茶飲用，一壺可泡2～3次。

功效

檸檬性溫、味苦，無毒，具有止渴生津、祛暑安胎、疏滯、健胃、止痛等功效，可以利尿、調節循環，尤其適合浮腫虛胖的人。

烏梅不光酸甜可口，還有很多不為人知的功效和作用。烏梅性平、味酸，而且是藥食同源的一種食物，含有豐富多樣的有機酸，其酸味會刺激唾液的分泌，有生津止渴的作用。

山楂具有健脾益胃的功效，《本草綱目》中記載：「凡脾弱，食物不易消化，胸腹酸刺脹悶者，於每食後嚼二三枚，絕佳。」陳皮可以健脾、開胃、養肝，還能止咳化痰、燥濕祛痰、理氣和中等。

這道檸檬梅子綠茶能夠改善夏天消化不良和食慾不振的症狀，還可以去油膩、降油脂、生津止渴。需要注意的是，胃酸過多、胃痛不適的人不宜大量飲用。

輕身祛濕茶

材料（1人份）

薏仁15克，荷葉、陳皮、山楂、厚朴各6克，決明子10克。

做法

所有材料用水洗淨後，加入約800毫升的水，大火煮開，小火再煮10分鐘，熄火後燜5分鐘，去渣後即可飲用。

功效

薏仁是常見的中藥材與食物。《神農本草經》將薏仁列為上品，它可以治濕痺、利腸胃、消水腫、健脾益胃，久服輕身益氣。在夏季煎熬飲服，能暖胃、益氣血。荷葉味苦、辛、微澀，性涼，歸心、肝、脾經，清香升散，具有消暑利濕、健脾升陽、散瘀止血、清熱解暑、升發清陽、涼血止血的功效。

山楂味酸、甘，性微溫，歸脾、胃、肝經，有消食健胃、行氣散瘀的功效。厚朴的樹皮、根皮、花、種子及芽皆可入藥，以樹皮為主，有化濕導滯、行氣平喘、化食消痰、驅風鎮痛等功效，是用於除脹氣、燥濕及治療腹瀉和消痰平喘的重要中藥材。

決明子性涼，味甘、苦，具有清肝益腎、清熱明目、潤腸通便的功效。

這道輕身祛濕茶具有消食祛濕、減脂去油的效用。

04／痰濕較重：二陳湯、三子養親湯、車前子茶

痰濕體質也就是常說的「喝水都發胖」的體質。中醫認為，「脾為生痰之源，肺為儲痰之器」。如果脾的運化功能較弱，體內多餘的濕氣和聚久形成的痰就無法順暢地代謝出體外，久了之後會形成痰濕滯留在身體內部，還可能引起一些病症，比如糖尿病、痛風、眩暈、失眠，還有脂肪代謝異常等問題，甚至是心、腦血管疾病。

因此，日常生活中的**三高（高血糖、高血壓、高血脂）者多有痰濕**，而且除了虛胖，痰濕體質的人平時可能會覺得咽喉經常有痰，吐不乾淨，常常需要清一下喉嚨。

對於痰濕較重的體質，我們不僅要增加痰濕的去路，還要減少痰濕的來源。

首先，可以多吃一些健脾利濕的食物，比如山藥、薏仁、茯苓、芡實、冬瓜、絲瓜、荷葉、山楂、海帶、陳皮，等等。其次，要遠離容易滋生痰濕的肥甘厚味食物，比如優酪乳、巧克力、甜點、蛋糕、麵包和生冷的水果等等。相比這些方法，最簡便的就是茶飲了，只需將水煮開，放進材料浸泡，就可以直接飲用了。下面介紹的三道茶飲方，都非常適合痰濕較重的人。

二陳湯

材料（1人份）

陳皮6克，姜半夏6克，茯苓10克，炙甘草3克，生薑3片。

做法

所有材料用水洗淨後，加入約800毫升的水，大火煮開，小火再煮10分鐘，熄火後燜5分鐘，去渣後即可飲用。

功效

陳皮可以有效地改善腸胃氣滯。相對於生半夏，姜半夏毒性已減，性偏溫燥，具有燥濕化痰、降逆止嘔的功效，對人體的脾胃健康有極大的益處。茯苓味甘、淡，性平，藥用價值相當高，適當地服用一些茯苓，可以發揮利水滲濕、益脾和胃、寧心安神的功效。

炙甘草能夠補中、緩急、止痛、益氣、和胃，與人參、白朮、茯苓搭配調製成四君子湯，對人體有補中益氣、健脾養胃的作用。

生薑作為芳香性辛辣健胃藥，有溫暖、興奮、發汗、止嘔、解毒等效用。這道二陳湯可以改善許多健康問題，比如咳嗽痰多、色白易咯，腹脹、噁心或嘔吐，頭暈目眩，肢體困倦、身體沉重感等等。

三子養親湯

材料（1人份）

紫蘇子、白芥子、白蘿蔔、川貝母、陳皮各6克。

做法

將紫蘇子、白芥子和白蘿蔔一起用布包起來，所有材料用水洗淨，加入800毫升的水，大火煮滾，小火再煮10分鐘，熄火後燜5分鐘，去渣即可飲用。

功效

紫蘇子味辛，性溫，歸肺、脾經，具有降氣、消痰、平喘、潤腸的功效，可用於治療風寒感冒、咳嗽嘔惡、妊娠嘔吐、魚蟹中毒。

白芥子有利氣豁痰、溫中散寒、通絡止痛的功效，可用於治療痰飲咳喘、胸脅脹滿疼痛、反胃嘔吐、中風不語、肢體痺痛麻木、足癬、腫毒、跌打腫痛。白蘿蔔有降氣化痰、消食導滯的功效，可用於治療食積氣滯、下痢後重、咳嗽多痰、胃腹脹滿、腹瀉和氣逆喘滿。

川貝母有清熱化痰、降脂降壓、散結開鬱的功效，可以有效治療痰熱咳喘以及肺熱燥等問題。陳皮可以改善腸胃氣滯的問題。這道三子養親湯可以用來輔助治療慢性咳嗽、痰多、胸悶、食慾不振等問題。

車前子茶

材料（1人份）

車前子10克，川貝母、栝蔞仁各6克，枇杷葉10克。

做法

所有材料用水洗淨後，加入約800毫升的水，大火煮開，小火再煮10分鐘，熄火後燜5鐘，去渣後即可飲用。

功效

車前子味甘、淡，性微寒，歸肺、肝、腎、膀胱經，有清熱利尿、滲濕止瀉、明目、祛痰等功效，可用於治療小便不利、淋濁帶下、水腫脹滿、暑濕瀉痢、目赤障翳、痰熱咳喘。川貝母有清熱化痰、降脂降壓、散結開鬱的功效，可以有效治療痰熱咳喘以及肺燥熱等問題。

栝蔞仁味甘，性寒，歸肺、大腸經，有潤肺化痰、潤腸通便的功效，可用於治療腸燥便秘，以及燥痰咳嗽、咳痰稠厚。枇杷葉是止咳的常用藥，具有清肺止咳、和胃降逆、止渴的作用。這道車前子茶不僅有助於緩解慢性咳嗽以及痰多的問題，還可以改善高血壓。

05／利濕排毒：黑豆茶、祛濕排毒茶

飽受濕熱困擾的人大都表現為口苦、口乾、口黏、渴不欲飲，有些人還會出現面赤唇紅、口舌生瘡的現象，甚至有上腹脹滿、腹痛、裡急後重[1]、舌質紅且舌苔黃膩、脈滑數或弦數或濡數的症狀。

而體內濕氣過重，也很容易導致毒素堆積，進而造成肥胖問題、火氣大或者皮膚出現紅疹、搔癢。

有以上問題的人，要想改善體質，一定要做好祛濕排毒。祛濕排毒有很多好處，比如可以保持身體內分泌的穩定，保證各個臟腑器官的功能運作正常。濕氣對身體有很大危害，會導致女性患者月經失調等，因此要注意定期對身體進行祛濕排毒。

在日常生活中可以多做運動，通過運動排汗的方式把體內的濕氣和毒素排出來。祛濕食物方面，我們可以吃一些薏仁或是赤小豆來祛除身體中的濕氣，排除身體的毒素。此外，新鮮的胡蘿蔔排毒效果也不錯，它能清熱解毒、潤腸通便，有利於毒素的排出。平時，我們也可以多吃一些地瓜，地瓜能促進腸胃蠕動，有助於排便順暢。生活起居方面，注意不要熬夜、早睡早起，規律睡眠作息。茶飲方面，為大家推薦兩款祛濕排毒中藥茶——黑豆茶、祛濕排毒茶。

黑豆茶

材料（1人份）

炒黑豆15顆，生甘草3片，扁豆15顆。

做法

方法❶ 所有材料用水洗淨後，加入約600毫升的水，大火煮開，小火再煮10分鐘，熄火後燜5分鐘，去渣後即可飲用。

1 形容腹瀉時的一種症狀，個案會感覺有便意可是又解不出來。

方法❷ 所有材料用水洗淨後，放入泡茶的壺中，加入熱開水，水量以浸過藥面1公分為宜，泡5分鐘後即可倒出當茶飲用，一壺可泡2～3次。

功效

黑豆具有高蛋白、低熱量的特性，有活血、利水、祛風、清熱解毒、滋養健血、補虛烏髮的功效。需要注意的是，剛買回家的黑豆，先用小火炒30分鐘，炒出香味之後，放入密封罐保存。

生甘草味甘，能助濕壅氣，令人中滿[2]，可用於治療胃痛、腹痛及腓腸肌痙攣疼痛、氣喘咳嗽等。扁豆是甘淡溫和的化濕健脾藥，可治療脾胃虛弱、食少便溏、久瀉痢疾、婦女帶下、小兒疳積，以及夏秋季感受暑濕之邪引起的嘔吐、胸悶、腹脹、泄瀉等症狀。這道黑豆茶具有利濕解毒的功效。

祛濕排毒茶

材料（1人份）

茵陳10克，炒黑豆10克，生甘草3克。

做法

方法❶ 所有材料用水洗淨後，加入約600毫升的水，大火煮開，小火再煮10分鐘，熄火後燜5分鐘，去渣後即可飲用。

方法❷ 所有材料用水洗淨後，放入泡茶的壺中，加入熱開水，水量以浸過藥面1公分為宜，泡5分鐘後即可倒出當茶飲用，一壺可泡2～3次。

功效

茵陳有清熱利濕、退黃疸的功效，主要可用來治療黃疸、小便不利、濕疹搔癢、傳染性黃疸型肝炎等。炒黑豆有活血、利水、祛風、清熱解毒、滋養健血、補虛烏髮的功效。生甘草則可用於治療胃痛、腹痛、氣喘、咳嗽等。因此，這道祛濕排毒茶可以很好地祛濕解毒。

---

2 脾胃位於中焦，所以一旦脾胃虛弱，則中氣不足，若消化運作之力不足，將導致胃中濕邪過於強盛，以致出現脹氣、滿悶等症狀。

06／濕氣重易水腫：胃苓湯、五皮飲

濕氣過重可能會引發水腫、皮疹，或者其他過敏現象，所以在濕氣重的時候，應該做好排濕工作，這樣可以防止引起水腫等疾病。

平時更需要護理好自己的身體，增強體質，提高免疫力，防止病毒的入侵。夏天可以適當地吹空調，將冷氣調到除濕功能，可以輕鬆袪除屋子裡的濕氣，也可以減少濕氣的入侵，降低患病的概率。在平時可以適當吃一些辣椒及其他辛辣食品，這樣能幫助更好地排出濕氣。

如果輔助以食療茶飲，將會更好地促進人體袪除濕氣。

胃苓湯

材料（1人份）

蒼朮、厚朴、陳皮各6克，白朮、茯苓、豬苓、澤瀉各10克，肉桂、生甘草各3克，生薑3片。

做法

所有材料用水洗淨後，加入約800毫升的水，以大火煮滾，小火再煮10分鐘，熄火後燜5分鐘，去渣後即可飲用。

功效

蒼朮味辛、苦，性溫，歸脾、胃、肝經，有健脾、燥濕、解鬱、辟穢等功效，可以治療濕盛困脾、倦怠嗜睡、胃痛腹脹、食慾不振、嘔吐、泄瀉、痰飲、水腫、時氣感冒、風寒濕痹、足部疲軟無力、夜盲等症狀。

厚朴的樹皮、根皮、花、種子及芽皆可入藥，以樹皮為主，有化濕導滯、行氣平喘、化食消痰、驅風鎮痛等功效，是用於除脹氣、燥濕、治療腹瀉和消痰平喘的重要中藥材。陳皮可以止咳化痰、燥濕祛痰、理氣和中。

白朮可用於治療脾虛食少、腹脹泄瀉、痰飲眩悸、水腫、自汗。茯苓可利水滲濕、健脾安神。豬苓有利水滲濕的功效，可用於治療小便不利、水腫、泄瀉。

澤瀉（根莖類）是傳統中藥之一，性寒，有利水滲濕的功效，可用來減緩動脈粥樣硬化的形成，還可用於治療梅尼爾氏症、血脂異常、遺精、脂肪肝及糖尿病等。肉桂性大熱，味辛、甘，歸腎、脾、心、肝經，有補火助陽、引火歸源、散寒止痛、活血通經的功效，主要用於治療陽痿、宮寒、心腹冷痛、虛寒吐瀉、經閉、痛經、溫經通脈等症狀。

生薑作為芳香性辛辣的健胃藥，具有溫暖、興奮、發汗、止嘔、解毒等作用。總之，這道胃苓湯可以改善腹部脹滿、消化不良、腹瀉、小便不利、身體浮腫等問題。

五皮飲

材料（1人份）

桑白皮6克，陳皮6克，生薑皮6克，大腹皮6克，茯苓皮6克。

做法

所有材料用水洗淨後，加入約800毫升的水，大火煮開，小火再煮10分鐘，熄火後燜5分鐘，去渣後即可飲用。

功效

桑白皮有止咳、去水腫的作用，主要用來清肺熱、消水腫，可以治療咳嗽、肺熱痰多和小便不利。生薑皮有利尿消腫的功效，用於治療小便不利、水腫等症狀。大腹皮具有下氣寬中、行水消腫的功效，可以有效治療腹脹、足癬、水腫等問題。

茯苓皮是茯苓的黑色外皮，藥效非常好，可以利水消腫，用於治療水腫、小便不利等症狀，常與生薑皮、桑白皮、陳皮、大腹皮搭配，即五皮飲。綜合來說，一道五皮飲可以改善身體沉重、四肢沉重、腹部脹滿、呼吸易喘、小便不利、小便量少等問題。

07／白帶：完帶茶、完濕茶

根據研究，有超過60多種疾病與濕氣有關，如肥胖、水腫、腹脹、濕疹、皮炎、青春痘、泌尿系統感染、女性白帶增多搔癢等。的確，體內濕氣過重，容易導致脾虛、濕氣下注，使得女性出現白帶多、有異味等情況，嚴重時還會導致陰道炎症。

經常居住在潮濕環境，或者身體經常受濕受潮的女性，體質會比較虛弱，在經期前後容易有四肢疲倦、低熱難退、月經量少、痛經等症狀。

而且對於濕熱體質或喜歡吃辛辣油膩等食物的人，會造成體內環境火大、濕氣重，從而誘發陰道炎或一再復發。關於此類體質的調理，要先從祛濕下手。下面跟介紹兩道祛濕效果良好的茶飲方。

完帶茶

材料（1人份）

白朮10克，山藥10克，白芍6克，蒼朮6克，車前子10克，黨參10克，生甘草3克，柴胡6克，陳皮6克，炒荊芥3克。

做法

所有材料用水洗淨後，加入約800毫升的水，大火煮開，小火再煮10分鐘，熄火後燜5鐘，去渣後即可飲用。

功效

白朮有補氣健脾、燥濕利水、止汗、安胎等功效，可用於調理改善脾虛食少、食慾不振、消化不良、腹脹腹瀉、頭暈水腫、痰飲眩悸、自汗和胎動不安等症狀。

山藥味甘、無毒，生者性涼，熟則化涼為溫，入肺、脾、腎經，可以補脾養胃、生津益肺、補腎澀精，可用於治療或調養脾虛食少、久瀉不只、肺虛喘咳、腎虛遺精。

白芍有疏肝理氣、柔肝養血、緩中止痛、平肝斂陰等功效，可用於治療頭痛眩暈、脅痛、腹痛、四肢攣痛、血虛萎黃、月經不調、自汗、盜汗。蒼朮味辛、苦，性溫，歸脾、胃、肝經，有健脾、燥濕、解鬱、辟穢等功效，可以治療濕盛困脾、倦怠嗜臥、脘痞腹脹、食慾不振、嘔吐、泄瀉、痢疾、瘧疾、痰飲、水腫、時氣感冒、風寒濕痺、足痿、夜盲。

車前子味甘、淡，性微寒，歸肺、肝、腎、膀胱經，有清熱利尿、滲濕止瀉、明目、祛痰等功效，常用來治療小便不利、淋濁帶下、水腫脹滿、暑濕瀉痢、目赤障翳、痰熱咳喘。

黨參有補中益氣、生津、健脾益肺的功效，可用於治療脾胃虛弱、氣血兩虧、體倦無力、食少、口渴、久瀉、脫肛、喘虛咳嗽、內熱消渴。

生甘草則可用於治療胃痛、腹痛等。

柴胡為清虛熱中藥，可用來治療感冒發熱、寒熱往來、瘧疾、肝鬱氣滯、胸肋脹痛、脫肛、子宮脫落、月經不調等問題。

荊芥或炒荊芥最常用來治療風寒感冒引起的發熱、頭痛，對無汗頭痛特別管用。綜上所述，這道完帶茶可以有效改善精神疲倦、胃口差、婦女白帶量多、大便不成形、腳部微微水腫等症狀。

完濕茶

材料（1人份）

黨參10克，白朮10克，茯苓10克，生甘草3克，扁豆10克。

做法

所有材料用水洗淨後，加入約800毫升的水，大火煮開，小火再煮10分鐘，熄火後燜5分鐘，去渣後即可飲用。

功效

黨參有補中益氣、生津、健脾益肺的功效，可用於治療脾胃虛弱、氣血兩虧、體倦無力、食少、口渴、久瀉、脫肛、喘虛咳嗽、內熱消渴。

白朮有補氣健脾、燥濕利水、止汗、安胎等功效，可用於調理改善脾虛食少、食慾不振、消化不良、腹脹腹瀉、頭暈水腫、痰飲眩悸、自汗和胎動不安等症狀。茯苓可以利水滲濕、健脾安神。

生甘草可用於治療胃痛、腹痛、氣喘咳嗽等。

扁豆是甘淡溫和的化濕健脾藥，可用來治療脾胃虛弱、食少便溏等，以及夏秋季感受暑濕之邪引起的嘔吐、胸悶、腹脹、泄瀉等症狀。簡言之，這道完濕茶不僅可以有效改善脾胃功能、健脾止瀉，也可以治療量多、色白、質地較稀的婦女虛寒型白帶。

第7章

經絡不通，用藥無功

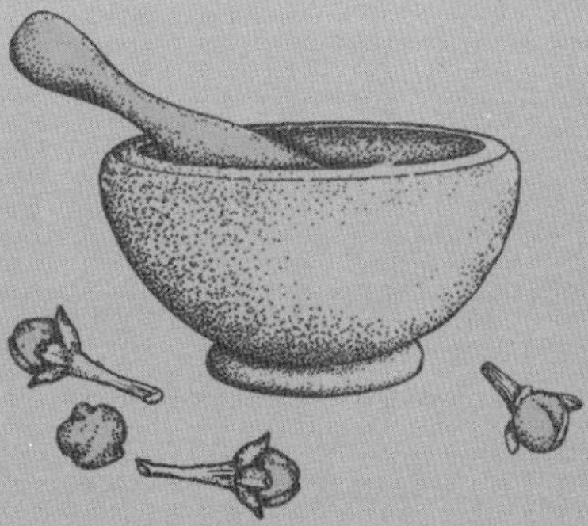

中醫指出，氣血是人體生存必需的物質，而經絡貫通全身，負責運輸氣血，一旦經絡受到堵塞，身體的某些器官就得不到足夠的營養物質，身體也會因此受損。由此可見，保持經絡暢通是身體健康的重要條件之一。

01／經絡不通，火氣就養成了

《黃帝內經》曰：「經脈者，決生死，處百病，調虛實，不可不通。」中醫認為，經絡正如其名，就像是我們身體內一個交錯縱橫的網路。在這個網路中，「點」是穴位，「經」是路徑，「絡」是網路。

就像路徑將小鎮村莊牽連在一起一樣，經絡遍布了全身，聯繫著人體的各個臟腑組織器官，氣血在其中運行，輸送營養和資訊。如果全身運行氣血、聯絡臟腑肢節、溝通表裡上下的通道阻塞了，身體自然會產生許多疾病。

但是為何經絡不通，人們就會容易上火呢？下面我們重點以腎和心為例來解釋一下。

中醫認為人的五臟分屬五行，其中**肺屬金，心屬火，脾屬土，肝屬木，腎屬水**。五行相生相剋，與之對應的五臟也是一樣。對屬火的心和屬水的腎來說，心火需要腎水來涵養，否則心火越燒越旺，人就會出現口乾口渴、口腔潰瘍、心煩易怒等症狀；如果腎水一直涵養不了心火，心血耗傷，就會出現盜汗、睡眠不安穩等陰虛火旺的症狀。

腎水之所以抑制不了心火，一個原因是腎水不足，也就是中醫上常講的心腎不交。另一個原因就是經絡不通，即抑制心火的腎水運輸到心部的經絡堵塞，導致腎水不能及時到達心部，因此心火就燒起來了。

經絡不通會導致心火旺盛，也有可能造成肝火旺盛。肝氣在全身經絡中暢通，可以疏通全身的氣機，一旦經絡不通，肝氣的疏通受到阻礙，不能得到正常疏泄，就會出現肝火旺或者肝血虛、肝陰虛的情況。肝氣不暢也會影響其他臟腑氣機，比如脾、胃。肝氣暢通的情況下，脾氣升揚清氣，胃氣下降濁氣；當肝氣疏泄出現問題，則脾氣不能升，胃氣不能降，從而引起消化不良、腹脹、腹痛、便秘等症狀。

以上兩種由心火旺盛和肝火旺盛引起的上火都屬於普遍現象，如果你此時正在進補，會更容易出現上火的各種症狀。經絡不通會影響氣血運行，此時，不管你用什麼藥物進行補益，都起不到原有的效果。比方說，經絡不通引起的胃火旺盛，就是因為它導致消化所得的水穀精微物質無法正常轉輸到身體各處，造成胃中積熱，引起相應的上火症狀。這就是所謂的「經絡不通，用藥無功」。

造成經絡不通的原因

影響全身經絡暢通的因素有很多，但主要都是生活方式或生活習慣的問題，其中比較典型的原因有三個。

- **喜食肥甘厚膩，或食量過大**。喜歡吃垃圾食品，會造成體內濕氣過重。濕氣在體內積聚凝結，日積月累，就會造成經絡堵塞。
- **缺乏運動**。現代人普遍沒有養成良好的運動習慣，工作時久坐不動，下班後還是繼續以久坐、躺臥為主，沒有運動消耗，人體內新陳代謝產生的多餘的垃圾、毒素無法及時排出體外，就會造成經絡不通的問題。
- **情緒因素**。經常生氣，導致氣機鬱結，也會讓經絡受阻。相應地，人體中任何一條經絡不通都會出現對應的情緒問題。比如，肺經不通容易出現悲傷情緒，肝經不通容易發怒，脾經不通容易抱怨，腎經不通會有壓力，心包經不通會感到壓抑，膽經不通會產生焦慮感，心經不通就會斤斤計較，胃經不通會容易急躁，小腸經不通會容易哀愁，大腸經不通會感到懊惱，膀胱經不通會情緒消沉，三焦經不通會容易緊張。

經絡不通自測方法

中醫認為「通則不痛，痛則不通」。因此，在日常生活中，我們自己可以用捏肉法來判斷經絡是否通暢。具體方法為：用手捏自己身上的肉，尤其是腿上的胃經、膽經、肝經、腎經及上臂的三焦經、心經、小腸經等經脈循行的部位，如果捏一下就非常痛，那麼說明你可能存在經絡不通的問題，而且痛得越厲害說明經絡堵塞得越嚴重。

POINT

經絡就像路徑和水網一樣遍布全身，氣血在其中運行。

保持經絡通暢的方法

日常生活養經絡

首先，要經常運動，這樣才能活血益氣，讓氣血周流全身，經絡就能通暢；其次，要保持心情舒暢，心態平和，同時還要保持規律的作息和健康的飲食習慣；最後，經絡不通的人還可以通過刮痧、按摩、拔罐、刺血、整脊等方法疏通經絡。

遵循「四季養生法」養經絡

春季是養肝經、膽經的最佳時機。提倡早睡早起，多食酸味食物。夏季要養好心經、心包經。在最炎熱的長夏，要養好脾經、胃經，忌飲食生冷、辛辣，忌多汗。

秋季是養肺經、大腸經的最佳時機。最好不吃瓜類，提倡多吃果類。冬季的重點是養好腎經、膀胱經。多用熱水泡腳，多吃乾果類食物和黑芝麻、黑米等補腎的食物。

去火小妙招——敲頭養生平陰陽

敲頭法可以平衡陰陽，健腦益智。頭為諸陽之會，最怕堵也最容易堵，如果每天適度地輕敲頭部，可以有效疏通經脈，促進氣血流動。

具體方法為：直接用五指敲打，從前髮際開始，密密地敲打20下，到頭頸交界處，再敲擊20下；然後在額頭兩側的太陽穴再各敲打20下。敲打時身體要放鬆，以感到頭在微微震動為最佳力道。

02／肺經：氣喘、咳嗽、感冒都可調理

肺經是手太陰肺經的簡稱，是十二經脈之一。肺經起於胃部，與胃、肺和大腸緊密相連。但凡與呼吸有關的疾病，如氣喘、咳嗽、感冒等都可以通過肺經上的大穴來治療或調理。一條肺經上有11穴，身體左右兩側對稱，所以肺經上共有22穴。

手太陰肺經循行路線

手太陰肺經起於中焦胃部，向下聯絡大腸，回過來沿著胃上口，穿過橫膈膜，進入肺臟。從肺臟沿著氣管、喉嚨橫行出於腋下，沿上臂內側下行，走行於

手少陰心經、手厥陰心包經的前面，向下經過肘窩，沿著前臂內側前緣，進入寸口（橈動脈搏動處），沿著大魚際邊緣，出於拇指的橈側端。其支脈由腕後分出，走向拇指末端，與手陽明大腸經相接。

可以看出，手太陰肺經屬肺，聯絡大腸，與胃、氣管、喉嚨相連。

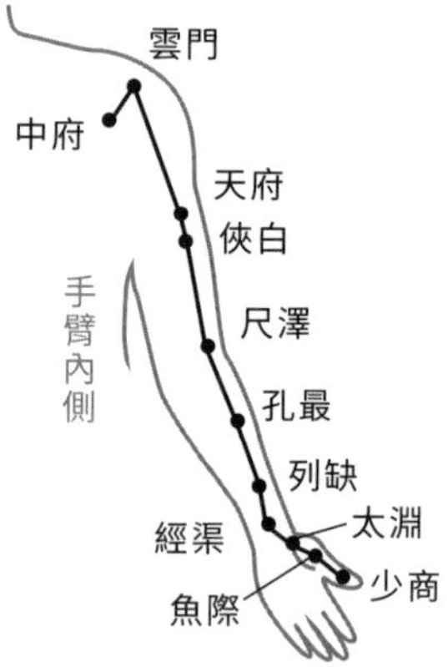

肺經的功能

中醫有「肺朝百脈」的說法，肝在丑時（凌晨1～3點）把血液新陳代謝之後，將新鮮血液提供給肺，通過肺送往全身。所以，人在清晨面色紅潤，精力充沛。寅時（凌晨3～5點），有肺病者反應最為強烈，可能因劇咳或氣喘而醒。

肺經主管人體的營氣[1]和呼吸系統，有助於改善咽喉不適、氣短等症狀，並且能清除肺部的垃圾。時常調理疏通肺經，可維持肺部的正常運行，有效預防肺部疾病。

肺經不通的人怕風、易汗、咽乾、咳嗽、皮膚乾燥、容易過敏，可能患有過敏性鼻炎，嚴重者甚至會氣短胸翳，面色蒼白。經常調理疏通肺經可有效改善肺部疾病以及咽喉不適、氣短等症狀，並且促進肺部清除垃圾。肺經在寅時最旺，在此時按揉或者推肺經效果最佳。

推肺經

沿著肺經的循行路線，用大拇指指腹用力推按上肢部分路線10～20次，直到局部發紅、發熱為止。在推肺經的過程中，要注意列缺、太淵和魚際這3個重點穴位。肺經氣血是從胸部開始走向手部的，因此在刺激重點穴位時，**需要順應氣血的流向**，也就是肺經的循行路線，從列缺開始，然後是太淵，最後是魚際。

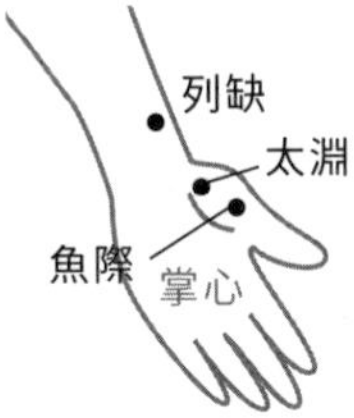

1 由飲食水穀所化生的精氣，行於脈內，具有化生血液、營養周身的功能。

按摩方法

❶在推肺經的時候，可以在推到以上3個重點穴位時，以順時針方向按揉1～3分鐘。

❷也可以先推肺經20次左右，然後再重點對這3個穴位進行按揉，當然先後順序不能變。

技巧提醒

推肺經的方向是從上向下推，即順著肺經的循行方向推。在按揉重點穴位時，列缺和太淵兩個穴位是血脈聚集的地方，按揉時動作力道要輕柔，但魚際穴處肌肉較厚，可以稍微用力，但也不要用力過重。

肺經循行於上肢內側，所以平時在看電視、等車或其他的空閒時間，都可以用手掌來推一推或者拍一拍肺經。雖然一天當中凌晨3～5點肺經最旺，但在這個時間段，很多人都還在熟睡中。因此，為了不影響睡眠，可以在白天的某段時間刺激肺經，比方說，**在足太陰脾經時段（早上9～11點）與脾經一起進行刺激**，同樣可以得到良好的效果。

中醫認為「秋季應肺」，秋天氣候乾燥，容易肺燥上火，可能會生出不少疾病。因此秋季也需要多多刺激肺經，以防肺燥上火。同時還需要注意，不管是推肺經，還是拍打肺經，力道一定要輕，輕度拍打是補，若用力過重就是瀉了。經常推肺經，不僅可以使肺經得到伸展，讓肺臟得到鍛鍊和滋養，還可以防治感冒等呼吸系統疾病。

去火小妙招——甘蔗清肺熱

甘蔗，尤其是歸肺、胃經，味甘而性涼的青皮甘蔗，是清肺熱的最佳食品之一，除了含有豐富的糖分和水分外，還含有大量對人體新陳代謝非常有益的維生素等物質，味道清甜並帶有花香味的汁水可以清熱、滋陰、潤燥。

03／心經：常敲可安神

心經是手少陰心經的簡稱，是十二經脈之一。心經一共有18個腧穴，左右各9穴，其中1個穴位在腋窩部，8個穴位在上肢掌側面的尺側。本經腧穴主要治療心、胸、神志病及經脈循行部位的其他病症。

手少陰心經循行路線

手少陰心經起於心中，出屬心系（心臟與其他臟器相連的脈絡），向下穿過橫膈，繼續向下聯絡小腸。其上肢分支從心系向上行於肺，再向下斜出於腋窩，沿上臂內側後緣，肱頭肌內側，至肘窩內側，經前臂內側後緣到達掌後銳骨端，進入掌中，沿小指末端而出，與手太陽小腸經相接；上行分支從心系向上，位於咽喉兩旁，連接於目系（眼球內連於腦的脈絡）。

由此可見，心經聯繫著心、心系、小腸、肺、目系、喉嚨。

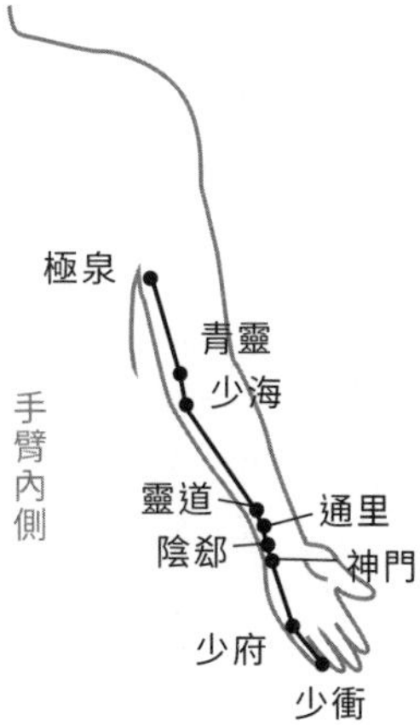

敲心經

經常敲小指尖端直到腋窩，也就是手臂掌面靠近小指的那一條線。在敲小臂時常有痠痛感，敲大臂時常有電麻感是正常的，感覺明顯，就代表有達到一定的效果。經常敲心經不僅有利於心臟健康，而且心主神明，還有**安神的作用**。

心經旺在午時，也就是午後11～13點，這時人體的陽氣最為旺盛，然後開始向陰轉化，陰氣逐漸上升。心為君主之官，疏通心經，氣血暢通，此經絡對人體的健康相當重要。

彈撥極泉穴，有助於改善心、腦疾病

極泉穴在腋窩內，所以不便針灸，但我們可以用彈撥手法按壓極泉穴，就能夠快速改善因氣血不暢引起的心悸、胸悶、氣短、呼吸困難、失眠、神經衰弱以及心、腦疾病，達到自我保健的效果。

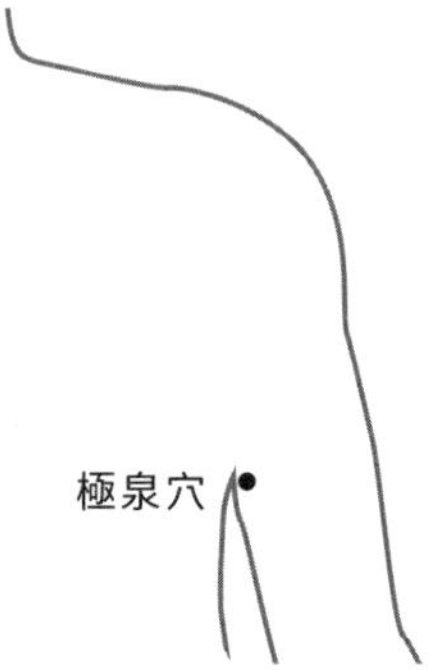

取穴位置	極泉穴是手少陰心經的要穴，在腋窩頂點，當上臂外展時，腋窩中部的動脈搏動處即是此穴。
按摩方法	先用手指點按在穴位上，稍微加力至有點痠脹的感覺，然後向旁邊撥動，注意撥動時手指的力道不要減弱，一般會有麻感順著手臂向下傳導到手指。
技巧提醒	對於患有病毒性心肌炎的兒童，家長可以讓孩子仰臥，以拇指和其餘四指相對握拳，輕揉患兒上肢內側肌肉10～15次，並用食指、中指點按極泉穴1～3分鐘，也有很好的輔助治療作用。

手臂屈伸不利，點揉少海穴

少海穴穴名的意思是心經的本部經水匯合於本穴，本穴物質由青靈穴水濕雲氣的冷降之雨和極泉穴的下行之血匯合而成，匯合的本部水液寬深如海，故得此穴名。

少海穴可以用來治療肘關節及其周圍組織的病變，比如屈伸不利、落枕、前臂麻木及肘關節周圍軟組織疾患等

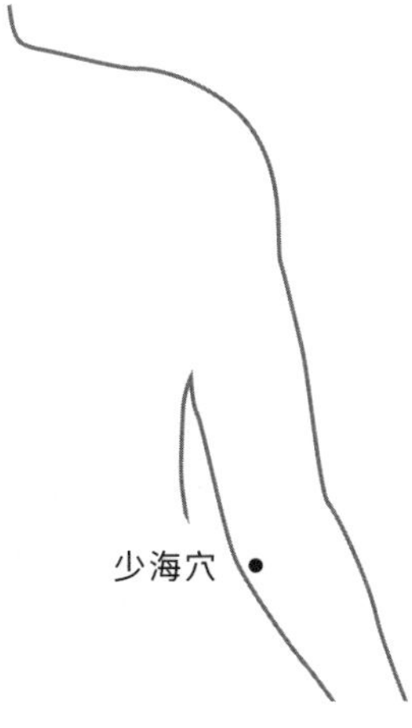

取穴位置	少海穴在肘關節處，屈肘，在肘橫紋內側與肱骨內上髁連線的中點，即肘橫紋尺側紋頭凹陷處。
按摩方法	在穴位上進行點揉。

按摩神門穴，提神醒腦

用腦一段時間後，容易腦力疲勞、頭昏腦脹，需要提神解乏，或神昏、暈厥、癲癇發作，需要醒腦開竅，都可以按摩神門穴。按摩神門穴，能鼓舞頭面部氣血。用腦後和緩按揉，能夠解除疲乏，振作精神。

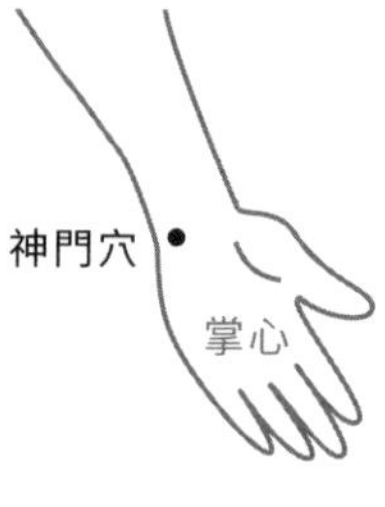

取穴位置

神門穴位於手腕掌面關節小指側、腕橫紋中，將腕橫紋分成6等分，自小指側到拇指側，第1等分與第2等分交界點處即是。

按摩方法

按摩時，一手屈肘張掌，掌心向上，在胸前處，另一手四指由前臂外側托在下方，拇指指端放在神門穴處，用指端甲緣按掐，一掐一鬆，連做14次。之後以同樣動作，持續用拇指指端按壓神門穴，連做1分鐘。

救急時重力按陷，有助於提神醒腦。按摩的時候屈肘張掌，掌心朝上，有助於定位神門穴。按摩時應緩慢地按揉，力量不需要太大，也不用追求所謂的痠脹感，力道過重反而效果不好。

去火小妙招——燉雪梨湯滋陰去火

將百合和雪梨一起燉湯服用，有滋陰去火、清熱除煩、生津瀉火等功效。此湯十分適合陰虛火旺、熱病後陰虛，易上火體質，以及因體質偏熱引起的頭暈頭痛、口苦咽乾等病症。

材料

百合30克，雪梨1個，冰糖適量。

做法

將百合用清水浸泡一夜，次日連同清水一起倒入砂鍋內，再加半碗清水，燉90分鐘，待百合煮爛，加入去皮、去核、切塊的雪梨及冰糖，再煮30分鐘即可享用。

04／脾胃經：生氣血，胖人健康瘦，瘦人能強壯

脾胃的生理功能對人體極為重要，如果脾胃二經脈氣通調，陽氣旺盛，機體的新陳代謝便和順協調。三焦氣化功能協調平衡，水氣得以化為精微排出體外，人體正常生理活動才能維持。

脾經，即足太陰脾經，起於隱白穴，止於大包穴，左右各21穴，每日上午9～11點是脾經當令的時段，也是草動蛇行的時間，此時周身氣血俱注於脾。胃經是足陽明胃經的簡稱，循行於身體正面，從頭到腳，一側有45穴，左右兩側共90穴。胃經在胸腹腔內的運行路線，即脾胃相聯繫的路線，所以調理胃病時一般要脾胃同調。

足太陰脾經循行路線

足太陰脾經起於腳拇趾內側端，沿腳拇趾內側，上行過內踝的前緣，沿小腿內側正中線上行，與足厥陰肝經相交分出行於肝經之前，向上經過膝關節和大腿內側前緣，進入腹部，屬脾，絡胃，向上穿過橫膈膜，沿食道兩旁，連系舌根，散於舌下。胃部分支從胃分出，上行通過橫膈膜，注於心中，與手少陰心經相交。

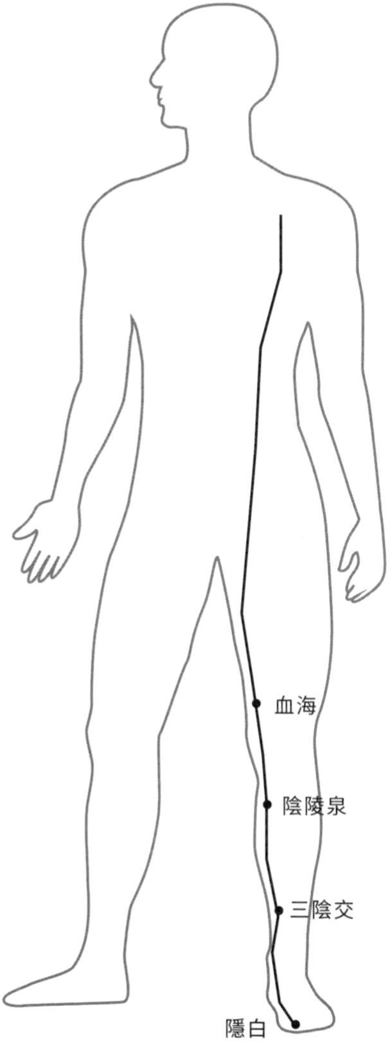

以推腹法檢測脾經問題

腹部分布有脾經的多個穴位，推整個腹部就能把脾經在腹部的部分都按摩到。脾經通常都在人體中線旁開4寸的位置上，如果這個位置上有痛點，那就說明有脾經不通的問題。

推揉脾經

打通脾經最好的方法就是推揉。除了早上9～11點，其他任何時間，只要有空閒，也可以隨時推揉脾經。另外，根據中醫「長夏應於脾」的說法，長夏時節（小暑至立秋這個時段）暑濕嚴重，脾土最惡暑濕，此時更要多刺激脾經。

按摩方法

❶ 順著脾經的循行線路，由小腿內側開始，向上推揉到大腿內側，再往上到腹部；手握空拳，用掌面靠近拇指一側，順著氣血的走向，先推小腿，再推大腿，最後是腹部。

❷ 先用左手推右側的脾經，再用右手推左側的脾經，每側10分鐘，每天推揉1次，這個過程需要長期堅持。

技巧提醒

在推揉的過程中，為了加強防治效果，還可以重點按揉隱白穴、三陰交穴、陰陵泉穴、血海穴這4個穴位。上午9～11點，脾經當令，如果脾經上有不通暢的地方，此時推揉效果最好。

足陽明胃經循行路線

足陽明胃經起於鼻翼旁，挾鼻上行至內眼角，與足太陽膀胱經相交，向下沿鼻外側，進入上齒中，又出來環繞口唇，向下左右兩脈交會於頦唇溝處，再向後沿下頜骨後下緣到大迎穴處，沿下頜角上行過耳前，經過下關穴，沿髮際到達額前。

面部分支從大迎穴前方下行到人迎穴，沿喉嚨向下後行至大椎，折向前行入缺盆，下行穿過橫膈膜，屬胃，絡脾；下行分支從缺盆出體表，沿乳中線下行，挾臍兩旁，下行至腹股溝；胃下口分支從胃下口幽門處分出，沿腹腔內下行，與直行之脈會合，而後下行大腿前側，至膝臏沿下肢脛骨前緣下行至足背，入足第二趾外側端；腿部分支從膝下3寸處分出，下行入中趾外側端；足背部分支從足背上分出，前行入腳拇趾內側端，與足太陰脾經相交。

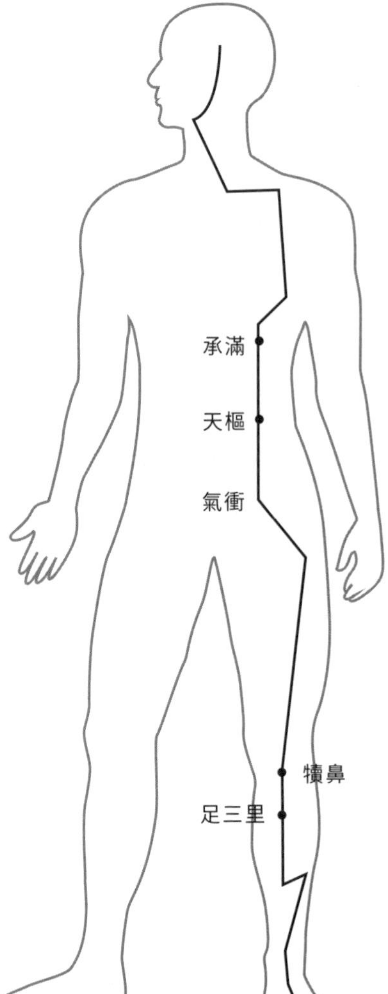

敲胃經

每天早上7～9點，正好是我們洗臉的時間，可以利用洗臉或擦護膚品的同時，對經過面部的胃經加以刺激，多揉一揉，不僅是擦勻護膚品，而且記得在擦勻之後，連續做10次左右的按臉動作。這個動作雖然簡單，但實際功效非比尋常。另外，人體的面部不僅有胃經的循行路線，還有其他經脈通過。因此，按臉的動作可以刺激到多條經脈。

關於通過敲打方式疏通經絡的原則，中醫有句話叫「寧失其穴，勿失其經」，意思是我們可以顧及不到每個穴位，但要保證刺激到整條經絡。因此，我們在敲打胃經時，可以根據前面的循行路線進行敲打，最初可以參照穴位圖，慢慢熟悉後，便能很自然地敲打。敲打時以讓局部產生痠脹感為宜。

按摩方法

❶ 敲胃經一定要按照胃經的循行路線一路敲打下來，至於胃經在面部的一部分循行，我們可以將雙手微張，然後用十個手指腹輕輕用力從上向下叩擊。

❷ 當叩擊到頸部時，可以改用手掌輕輕拍打，到肌肉較多的大腿部位時，可以改用捶打的方式。

技巧提醒

早上7~9點，胃經當令，經過一夜的身體消耗，此時正是給胃經補給能量的時間。在飯後30~60分鐘敲打胃經，調理胃腸的效果最好。

此外，一定要注意，剛吃完飯時不要敲打胃經，因為此時血液都集中在胃內進行消化，一旦敲打，氣血運行他處，胃就無法充分消化食物。還要注意敲打的方向，由上向下敲時是補，由下向上敲時是瀉。**脾胃虛弱、胃口不佳時可以從上向下敲，而胃火較大時，要從下往上敲。**

脾胃是氣血生化之源，為五臟六腑提供能量。一旦脾胃功能虛弱，人們就會產生常見的胃脹氣、腹痛等消化不良的症狀，同時還會導致無力、疲倦等吸收障礙，長期下來，會導致臟腑變得虛弱。

只有脾經和胃經都暢通了，氣血生化源源不斷，濕氣過重的肥胖者才能健康地瘦下來，易上火的消瘦者才會逐漸強壯起來。

去火小妙招——秋梨膏去火消痰

秋梨被譽為「百果之宗」，有潤肺清痰、降火除熱、鎮靜安神、消炎止痛的功效。秋季易生痰火，食用秋梨膏是一個不錯的選擇。

05／肝經：春季敲打最宜

肝經，即足厥陰肝經，在經絡養生裡有比較特殊的地位，維繫著肝這個「將軍之官」。它的氣機是否通暢，影響著全身的氣機。足厥陰肝經一側有14個穴位，左右兩條合起來共有28個穴位，包括大敦、太衝、曲泉、足五里、章門、期門等。

足厥陰肝經循行路線

足厥陰肝經起始於腳拇指右下方指甲處，向上沿著足背內側，離內踝1寸處，上行小腿內側，離內踝8寸處，與足太陰脾經相交，向上入膝蓋後方內側，沿著大腿內側進入陰毛中，環繞陰部，至小腹；向上通過橫膈膜，分布於脅肋部，沿氣管向上進入咽喉，連接目系，上行出於額部，在頭頂處與督脈交會。

肝經目部分支從「目系」下向頰裡，環繞唇內；肝部分支從肝分出，穿過橫膈膜，向上注於肺，與手太陰肺經相接。本經與胃、肺、咽喉、外陰、目、腦等相聯繫。

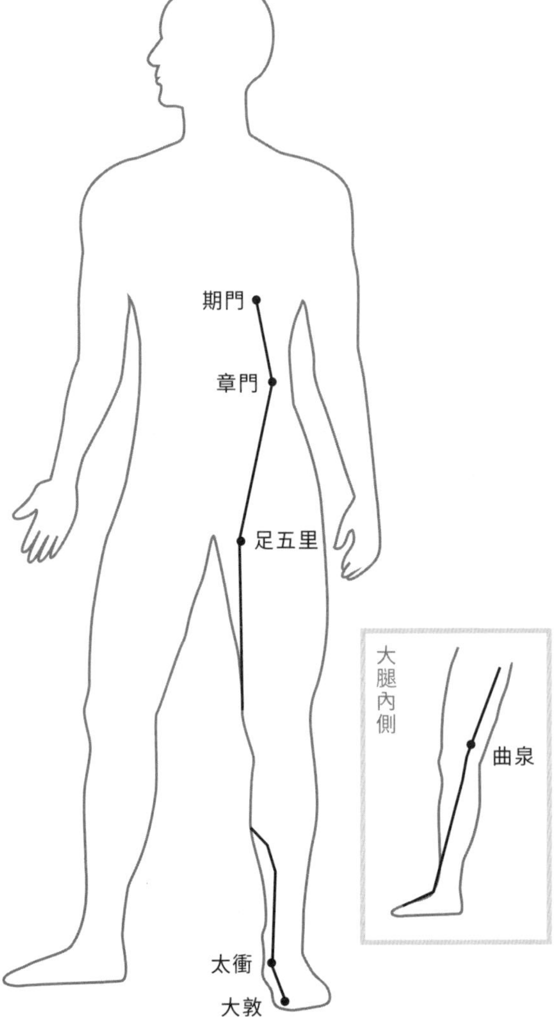

敲肝經

按照時辰養生來說，凌晨1～3點肝經當令。肝藏血，中醫認為「臥則血歸於肝」，此時段人們最好進入深度睡眠，這樣更利於肝血的代謝。

另外，春應肝，春季可以加強對肝經的鍛鍊和刺激，且對肝經的刺激應更側重於瀉。因此**敲肝經時力道要稍重一些**，並且要慢、長，方向為逆向敲打。

按摩方法	肝經主要集中在大腿內側，操作時可以採用平坐的姿勢，將一條腿平放在另一條腿上，然後手握空拳，從大腿根部一直敲打到腳部，或者用按摩捶敲打。也可以平躺在床上，一條腿伸直，另一條腿向內彎曲，讓另一人來幫忙敲打，每條腿敲3～5分鐘。
拔罐	除了敲打法，還可以用拔罐的方法。使用真空拔罐器，將罐留在皮膚上10～20秒即可，甚至可以拔上去就拿下來，只要皮膚有一點紅色即可，不需要拔出紅色印子。可以沿肝經循行的方向拔，連續拔3～4次。
技巧提醒	肝經當令的時候不宜敲打肝經，最好在其同名經手厥陰心包經當令的時候敲打，即下午7～9點，與心包經一同進行敲打刺激。

敲曲泉穴，能防止乳房纖維囊腫

國內外中醫名家均表示，從他們長年的從醫經驗來看，大多數乳房纖維囊腫患者的致病原因有三種：一是生活、工作等不順引起的肝氣鬱結；二是外感秋燥而沒有及時排出體外；三是患者本身屬於燥金體質[2]，被體內燥氣所逼。然而，不管是哪種原因，既然肝氣鬱結導致了肝經堵塞，就要及時疏散。方法除了服用藥物，還可以多多敲打左腿的曲泉穴。

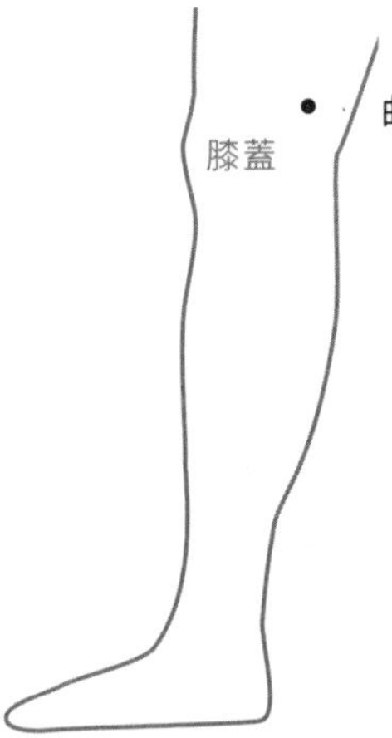

取穴位置

在足厥陰肝經上，是足厥陰肝經的合穴，位於兩腿膝蓋處的內側，很容易找到，敲起來也很方便。

按摩方法

平常可以利用空間時間敲一敲左腿的曲泉穴，或者用冬桑葉敷在左腿曲泉穴上，這兩種方法都可以疏散肝經之鬱結，有效預防乳房纖維囊腫。

去火小妙招——龜苓膏潤燥去火

龜苓膏有潤燥去火、滋陰補腎、潤腸通便的功效，特別適用於經常熬夜、容易上火、便秘以及有痤瘡的人。晚上愛吃消夜的話，龜苓膏是最適合的選擇之一。不過，龜苓膏屬於寒性食物，胃寒、脾虛、空腹、經期者和孕婦不宜食用。

2 秋天出生之人多屬金行人，其體質由於秉天地燥金之氣，金氣較濃，金屬於燥，燥氣通於肺，所以保持肺的潤澤，是金行人養生保健之道。

06／腎經：冬季最適合養胃、推腎經

腎經是足少陰腎經的簡稱，是人體十二經脈之一，與背部的足太陽膀胱經相互表裡。腎經起於足小拇趾，經過湧泉穴到內踝，沿著小腿和大腿內側向上延伸到脊柱，通過肝臟和橫膈膜進入肺部，支脈經過肺部最後經過咽喉與手厥陰心包經相銜接。腎經一側有27個穴，左右對稱共54個，其治病範圍和經脈循行的路線有直接關係。

比如**腎經循行經過肺和咽喉，就對這些部位的相關疾病有一定的治療作用**。它和膀胱經相表裡，對水腫、尿路炎症也有不錯的治療效果。由此來看，腎經在疾病的診治和保健中都有十分重要的作用。

足少陰腎經循行路線

足少陰腎經起於足小拇趾之下，斜走於足心，從舟骨粗隆的下方出來，沿著內踝後緣，向上沿小腿內側後緣，到達膕窩內側，上行經過大腿內側後緣，進入脊柱內，穿過脊柱，屬於腎，聯絡膀胱。

腎臟直行分支從腎上行，穿過肝臟和橫膈膜，進入肺，沿著喉嚨，到達舌根兩旁；肺部分支從肺中分出，聯絡心，注於胸中，與手厥陰心包經相接。

此經屬腎，絡膀胱，與肝、肺、心、喉嚨、舌根相聯繫。

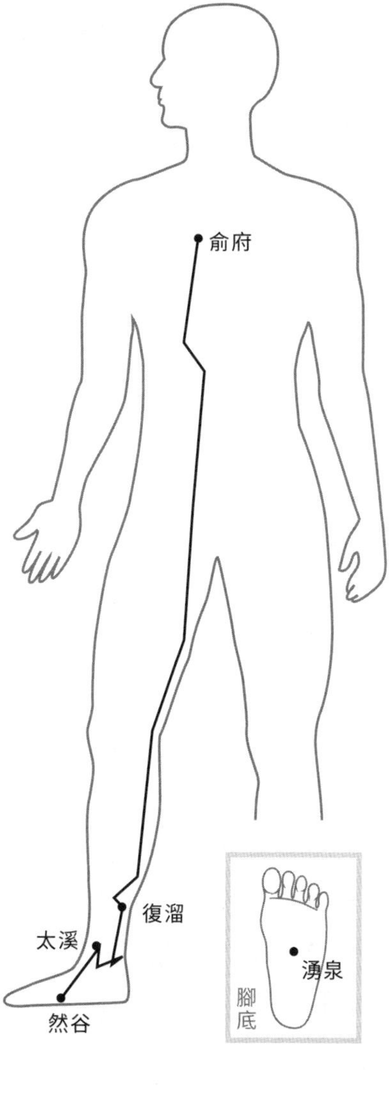

推腎經

腎經上的穴位多具有調養氣血、補腎壯腰等功效。腎經在下肢循行部位比較淺，對腎經上的穴位進行按摩、拍打、刮痧、拔罐、針灸可疏通經絡、益腎固精、強健腰膝，並對一些疾病有一定的輔助治療作用。

按摩方法	以坐姿、站姿均可，用手掌或手握空拳，並沿著正中線從心口至小腹上下推揉，也可以隔著一層薄衣服推揉。每次推揉5～8分鐘，每天推揉1次。
技巧提醒	下午5～7點，腎經當令，在此時推揉腎經或者刺激重點穴位，可獲得最佳效果。另外，腎應冬，因此冬季也是最適合養腎、推腎經的時節。

然谷穴——消除心火的妙穴

然谷穴是腎經上的滎穴，滎穴屬火，腎經屬水，然谷穴的作用就是平衡水火。有的中年女性總想喝

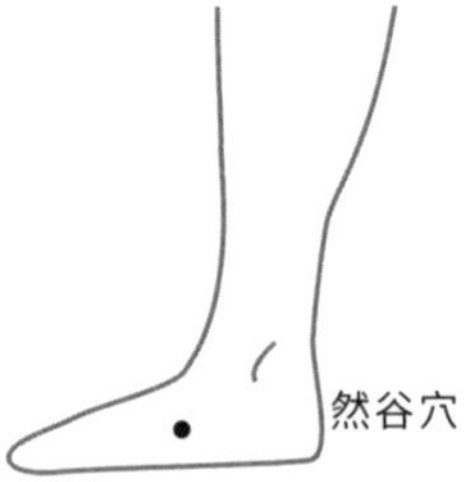

腳踝內側

水，經常緊張心急，就是心火比較旺盛的表現，按揉然谷穴就可以用腎水把心火降下來。另外，然谷穴還是專門治療糖尿病的要穴。

取穴位置　位於內踝前下方，足舟骨粗隆下方凹陷中。

按摩方法　先以大拇指用力往下按，按下去後馬上放鬆。當大拇指按下去時，穴位周圍乃至整個腿部的腎經上都會有強烈的痠脹感，但隨著手指放鬆，痠脹感會馬上消退。等痠脹感消退後，再繼續按壓，如此重複10～20次。兩腳都需要按摩，如果是自己操作，兩腳的穴位可以同時進行。

水泉穴——活血通絡

水泉穴是腎經上的郤穴，按揉郤穴對治療急性疾病有好處。比如按揉水泉穴可以快速緩解急性膀胱炎。有些女性經期月經量少、小腹脹痛，都是因為經絡不暢、經血下不來所導致的。水泉穴有活血通絡的

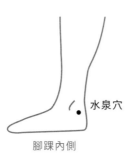

腳踝內側

作用，對於這類女性，它的通經效果非常好。

取穴位置　位於內踝後下方，當太溪直下1寸，跟骨結節內側凹陷處。

按摩方法　用拇指按住水泉穴，先朝「向心方向」推按，再以「順時針方向」揉按。按摩時以出現痠脹、麻痛的感覺為宜，每次按5~10分鐘，可以有效緩解痛經的症狀。

交信穴——外散寒冷水濕

交信穴是專門調理女子月經的一個大穴。當女性月經到期不來或者有崩漏、淋漓不只等情況時，按揉交信穴可以得到很大的改善。

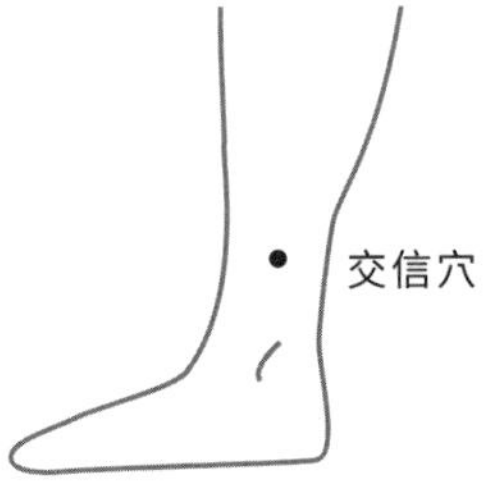

腳踝內側

取穴位置　交信穴位於小腿內側，當太溪穴直上2寸，復溜穴前半寸，脛骨內側緣的後方。

按摩方法　抓住腳踝，以手指指腹向下按壓，並作圈狀按摩。

去火小妙招——少嗑瓜子

瓜子是很多人聊天看劇的必備零食，但嗑瓜子吐瓜子皮時，會將口水一併吐掉，從而耗傷體內的陰津，容易導致上火。因此，愛嗑瓜子的朋友要節制一下，一次不能吃太多，一旦出現口乾、沒食慾等情況，要記得多咽幾次口水，多補充水分。

第8章

人人都可上手做的艾灸、穴位按摩、泡腳

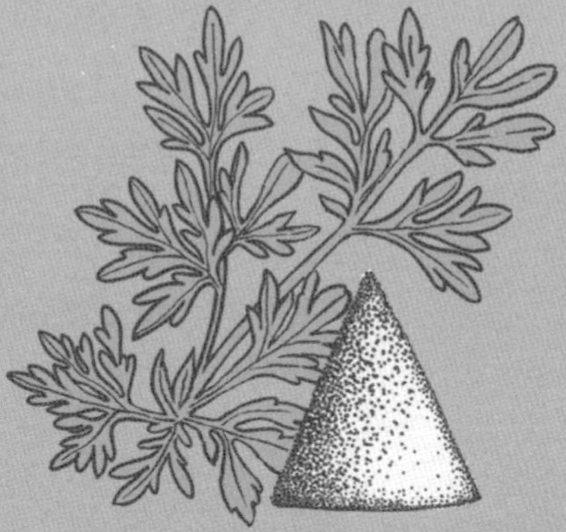

保持全身經絡暢通十分重要，方法五花八門，其中，艾灸和泡腳是多數人在日常生活中較容易掌握的技巧。雖然這兩種方式幾乎人人都能快速上手，但是關於艾灸、泡腳和全身重要的養生或祛濕穴位，還有許多我們需要留意的地方。

01／艾灸的養生作用與禁忌

艾灸療法是以艾絨為主要原料，點燃後放置於穴道或病變部位，進行燒灼和燻熨，借其溫熱刺激及藥物作用，溫通氣血、扶正祛邪，以防治疾病的一種外治方法。

艾灸的溫通作用

艾灸的起始動因是溫熱刺激，作用機制為疏通經絡，在艾灸的諸多治療效應之中，其作用的主要機制是以溫促通，對寒證和非寒證都非常有效。

對於寒證疾病，「寒則熱之」是艾灸治療的第一原則。在古代，灸法是最主要的治療方法之一，它起源於北方，主要針對寒證而立。《黃帝內經・素問・玉機真藏論》中曾提到：「今風寒客於人……盛痺不仁腫病，當是之時，可湯熨及火灸刺而去之……弗治，腎傳之心，病筋脈相引而急，病名曰瘛，當此之時，可灸可藥。」這段話的意思是因風寒侵犯人體所出現的痺症、麻木、腫痛、痙攣等病症，都是灸法的適宜病症。

明代王肯堂所著的《證治準繩》有「中寒」一節，其中指出：「中寒之症，身體強直，口噤不語，或四肢戰掉，或灑灑惡寒，或翕翕發熱，或卒然眩暈，身無汗者，此寒毒所中也……亦可灸丹田穴，以多為妙。」

寒證的主要病理特點是凝滯不通。**寒氣容易導致經絡氣機不通暢**，進而引起諸多症狀，故溫灸治療主要針對「寒凝不通」，通過「溫通」作用達到治療效果。

對於非寒性疾病，比如《黃帝內經》中所記載的消化不良、膽病、煩躁抑鬱等都在艾灸的治療範圍內。後世醫家更是進一步拓展了艾灸的應用範圍，婦科疾病、兒科疾病、五官科疾病、口腔疾病等臨床各科也有應用。由此可見，溫灸適用於寒、熱、虛、實諸多種疾病。

除了以上病證，艾灸還可以治療熱性疾病。唐代孫思邈在《千金要方》中說：「五臟熱及身體熱，脈弦急者，灸第十四椎與臍相當五十壯。老小增損之。

若虛寒，至百壯，橫三寸間灸之。」宋代《太平聖惠方》中也有「小兒熱毒風盛，眼睛痛，灸手中指本節頭三壯」的紀錄。

POINT
「寒凝不通」時，可通過艾灸「溫通」來達到治療效果。

其實，對於虛性疾病來說，無論陰虛、陽虛還是氣虛、血虛，**溫灸都可以起到補益氣血、暢通經脈的作用**。艾灸之所以能治療寒、熱、虛、實諸證，包括內、外、婦、兒等各科多種疾病，並非因為艾灸有多神通廣大，而是因為這些病證都存在經絡不通、氣血不暢的共同點。而艾條點燃後的溫熱刺激，恰有疏通經絡、理活氣血的功效。經絡通暢了，氣血循環順利了，身體的病證自然就痊癒了。

艾灸用來祛除人體內濕氣的原理亦是如此，當經絡暢通無阻，氣血循環就可以推動著將體內堆積的濕氣排出體外。而且不僅可以祛除體內多餘的濕氣，還能透過其熱效應驅散體內的寒氣。所謂「常灸一二壯，安然度春秋」，不僅能夠調養內外，養出好氣色，還有助於減少疾病，延長壽命。

南北艾灸重點各不同

南方冬季寒冷陰濕，所以南方人祛寒濕的重點在於溫陽化濕，可以溫灸關元穴以溫陽固本，灸「**百會穴**」以提升陽氣，或溫灸「**陰陵泉穴**」以祛寒化濕；北方冬季寒冷乾燥，所以溫陽的同時要注意滋陰潤燥，艾灸可以迴旋灸[1]「**腎俞穴**」以溫陽驅寒，或溫灸「**太溪穴、湧泉穴**」以滋陰養腎。

艾灸的注意事項

先提醒大家，身體不舒服的時候，應該先去診所或醫院仔細檢查是什麼問題，而不是任何不舒服都企圖靠艾灸來解決。艾灸的功效很多，但它並不是萬能的，以下幾點是艾灸前應該留意的事項。

艾灸有沒有最佳時間？

很多剛學會做艾灸的人沒有特別留意時機，其實艾灸是有最佳時間的。普遍來講，早上9～11點是艾灸的最佳時間，因為這個時段正好是大自然和人陽氣升發的最佳時刻，這個時候艾灸可以事半功倍。

此外，針對不同的體質和病證，艾灸的時間也不一樣，比如調理脾胃功能在早上9～11點灸最佳，養腎在下午5～7點，改善失眠要在臨睡前施灸等等。

並非所有人都適合做艾灸

其實艾灸幾乎普遍適用於所有人，只是有些體質要慎灸，比方說，陰虛濕熱體質的人、未滿3歲的孩子、身體極度虛弱的人、患有胃腸疾病的人等，同時需要注意經期女性和孕婦禁灸。此外，在大悲、大喜、大怒等不穩定的情緒狀態下，或者過饑、過飽的狀態下，也不適合做艾灸。

別一次性灸過多穴位，也要避免灸過長時間

對於治病灸，應該嚴格按照治療該病的要求去灸；對於日常養生灸來說，以每次灸2～3個穴位為宜，一個穴位灸10～20分鐘為宜。艾灸的時間建議這樣選擇安排：

1 灸法的一種。指將艾條燃著的一端在施灸部位上方一定距離處做往復迴旋的移動，給予較大範圍的溫熱刺激。

❶隔日灸或灸2天停1天。

❷每週灸3～5天。

❸連續灸10天，停1週。切記，一定不要長期不停地灸，也不要臨時想起來才灸一次。

艾灸前中後有什麼注意事項？

艾灸前，最好喝一杯高於體溫的溫水；艾灸後，記得補充一杯熱水，稍稍有點燙嘴即可。

在艾灸過程中，乃至整個艾灸療程裡，切忌喝涼水、吃涼飯，因為這樣做如同給艾灸撤火，不利於疾病的治療。其實，過程中最好不要進食，一方面是因為不瞭解食物的性質是屬寒還是屬溫；另一方面是艾灸過程中進食，對胃氣也是一個挑戰，有胃腸疾病的人千萬不要盲目施灸。

如果艾灸後想要馬上洗手，應用高於體溫的熱水來洗，水溫50度左右即可。如果沒有風濕類、寒性、產後風疾病，灸後30分鐘可以碰涼水，但是原則上不要急於用涼水。

艾灸後是否可以馬上洗澡？

艾灸後最好不要洗澡，但如果是熱水，可以等20～30分鐘後再洗澡，因為這時經絡基本上處於灸後的修整狀態，灸後的熱度也逐漸被利用揮發，此時再洗個熱水澡會感覺很舒服。

02／隨時隨地都可按壓的穴位

穴位是中醫專業術語，狹義上是指人體經絡上的特殊穴位，即腧穴，人們可以通過針灸、按摩、艾灸、刮痧、拔罐等方式刺激相應的經絡穴位來治病或養生；廣義上的穴位還包括分布在經脈之內或經脈之外的奇穴，和表示按壓痛處的阿是穴。接著，將就祛濕養生常用穴位及其注意事項做簡要介紹。

足三里穴

足三里穴是足陽明胃經的主要穴位之一，有燥化脾濕、生發胃氣的功效，主治胃腸病症、下肢麻痺、失眠憂鬱、外科疾患、虛勞諸證。

「足三里」中的「三里」是指里上、里中、里下。胃處在肚腹的上部，胃脹、胃脘疼痛的時候就要「里上」，即按足三里的時候要同時往上方使勁；腹部正中出現不適，就需要「里中」，只用往內按就行了；小腹在肚腹的下部，小腹上的病痛，得在按住足三里的同時往下方使勁，這叫「里下」。

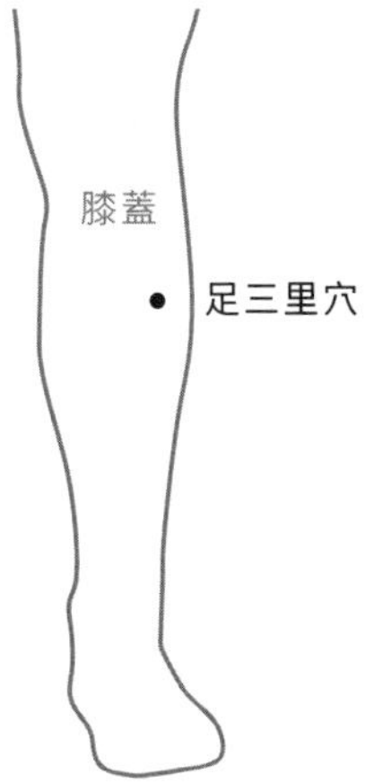

取穴位置

足三里穴位於小腿外側，犢鼻下3寸，犢鼻與解溪連線上。

功效

- 抗衰老、強身健體，對各種老年疾病都有很好的防治效果。
- 可以調和氣血、美化肌膚。
- 足三里穴是胃經的穴位，也是強壯身體的大穴，具有健脾和胃的功效。

- 長按足三里穴能調節身體免疫力，增強抵抗力，起到養生保健的效果。
- 按摩足三里穴能通經活絡、疏風化濕。每天早上7～9點胃經最旺時按摩此穴，能促進胃腸蠕動，加速身體脂肪消耗，達到減肥的效果。
- 上午9～11點脾經最旺時按摩此穴，能促進脾功能的發揮，脾主運化，可以把飲食水穀轉化成能量，運輸給各個臟器，從而達到進補的效果。

按摩手法	端坐凳上，四指併攏，按放在小腿外側，將拇指指端按放在足三里穴處，做按掐或點按動作，一掐一鬆，連做36次，兩側交替進行。
艾灸療法	用艾條溫灸足三里穴5～10分鐘，一天一次，可以治療腹脹腹痛、足癬、下肢不遂等。
拔罐療法	用拔氣罐，留罐10～15分鐘，隔日一次，可以治療中風、足癬、水腫、消化不良。
刮痧療法	刮拭足三里穴，直到潮紅發熱即可，可以治療嘔吐、腹脹、腸鳴、消化不良。

關於足三里穴的注意事項

- 雖然按摩足三里穴好處多，但按摩時間不宜過長，最好控制在30分鐘左右。
- 此穴位有舒筋活絡的功效，按摩足三里穴會打開毛孔，所以在過程中不能受風寒。
- 按摩要有一定的力道，以局部有痠脹感為宜，但不能用勁過大，否則會造成部分受傷、局部瘀血。
- 有小腿外傷的患者不能按摩足三里穴。
- 按摩的同時可以配合艾灸，點燃艾條燻灼足三里穴，每日一次。

豐隆穴

豐隆穴，記載於《黃帝內經·靈樞·經脈》，有健脾化痰、和胃降逆、開竅等功效。足陽明胃經多氣多血，氣血於本穴會聚而隆起，肉漸豐厚，故名之。《會元針灸學》有雲：「豐隆者，陽血聚之而隆起，化陰絡，交太陰，有豐滿之象，故名豐隆。」

取穴位置

豐隆穴位於腳踝外側上方8寸，大約在小腿前外側、外膝眼與外踝尖的連線中點處。

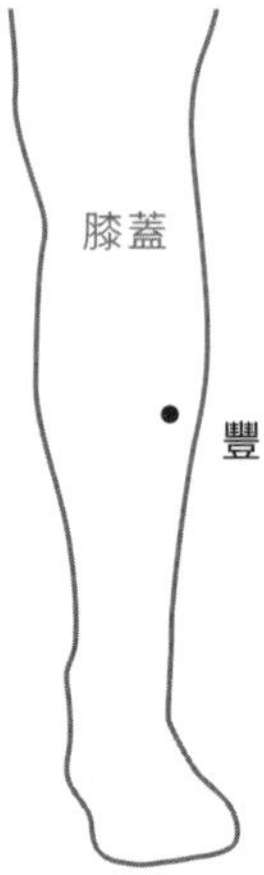

功效

- 可以治療頭痛、咳嗽、痰多、胸悶、眩暈、下肢神經痙攣、麻痺、便秘、小便困難、支氣管炎等。
- 刺激豐隆穴可以調和脾胃，從而發揮溝通表裡上下、聯繫臟腑器官、通行氣血的作用。
- **為健脾袪痰的主要穴位**，凡是與痰有關的病症，如痰濁阻肺之咳嗽、氣喘，痰濁外溢於肌膚之腫脹，痰濁流經經絡之肢體麻木、半身不遂，痰濁上擾引起的頭痛、眩暈，痰火擾心造成的心悸、精神失常等，都可以配合豐隆穴進行治療。

按摩手法	用手指指腹點按豐隆穴3～5分鐘，長期堅持下來，可以改善胸悶、眩暈等問題。
艾灸療法	用艾條溫灸5～10分鐘，一天一次，可以治療咳嗽、痰多、胸悶。
拔罐療法	用拔氣罐，留罐5～10分鐘，隔天一次，可以治療痰多、胸悶、眩暈。
刮痧療法	用面刮法從上往下刮拭豐隆穴5～10分鐘，隔日一次，可以治療熱病、下肢癱瘓。

關於豐隆穴的注意事項

- 從年紀上來看，按摩豐隆穴幾乎適合各年齡層；艾灸豐隆穴比較適合中老年人；刮痧豐隆穴較常用於青壯年。
- 從體質上來看，此穴道適合所有飽受痰濕困擾的族群；艾灸豐隆穴適合體內有痰但體質偏寒的人；刮痧豐隆穴適合體內有痰但體質偏熱的人。
- 按摩的手法應當由輕到重，不可用力過重，尤其對嬰幼兒和年老體弱者，按摩時間通常為20～30分鐘。

- 艾灸豐隆穴的時間也可以根據個人體質適當調節，同時也要注意溫度，避免出現燙傷，時間一般控制在10～15分鐘，嬰幼兒不要超過10分鐘。
- 在豐隆穴刮痧的力道要根據患者體質情況而定，一般患熱性病體質較強的患者應大面積、大力道、快速地刮，以求刮出較多的痧點；而患寒性病體質較弱的患者應小面積、小力道、速度稍慢地刮，刮出的痧點不宜太多。有皮膚病或外傷的人不能刮痧，且刮痧不要刻意追求痧點，因為有些氣血虧虛的患者一般不易出痧。

梁丘穴

梁丘穴的出處為《針灸甲乙經》，即「大驚乳痛，梁丘主之」，高起處為「丘」，穴當膝上，猶如山梁之上，故名「梁丘穴」。從功用而言，梁丘穴為胃經郤穴，郤穴的優勢是善於調治各種急性病，而梁丘穴的特徵是屯積胃經水液，就像胃經的水庫一樣，針刺本穴有水庫開閘放水的作用，能最快地調節胃經氣血有餘與不足的狀態，故為足陽明郤穴。

取穴位置

梁丘穴位於大腿前外側、膝蓋骨上方三橫指處。

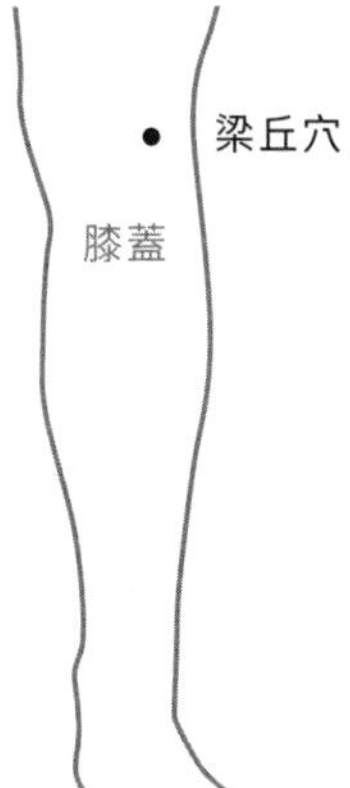

功效

- 可以治療膝脛痺痛、膝關節腫大、胃痛、胃痙攣、腹瀉、膝蓋疼痛、乳房紅腫等。
- 梁丘穴為足陽明胃經的穴位，具有理氣和胃、通經活絡的功效，是緩解急性腸胃炎、胃痙攣等腸胃疾病的首選。

按摩手法　用大拇指或中指掐揉梁丘穴約200次，或按揉3～5分鐘，可用於治療腹痛。

艾灸療法　用艾條溫灸5～10分鐘，艾炷灸3～5壯，至局部皮膚出現紅暈為度，每日一次，5次為一療程。

拔罐療法

將拔氣罐吸拔在梁丘穴上，留罐10～15分鐘即可起罐，隔日一次，可用於治療膝關節痛，消除胃腸部的疾病。

刮痧療法

刮拭梁丘穴約3分鐘，隔日一次，可以用來治療胃酸過多、胃痙攣等胃部病症。

關於梁丘穴的注意事項

- 用本穴治療胃痛一般用於急性痛症，對於慢性胃炎療效欠佳，對於寒性病症可艾炙本穴。
- 如果是用針灸的方法，不能刺激過強，以免損傷肌肉和筋膜。
- 取穴時，可以坐下後，用力將腿蹬直，梁丘穴即在膝蓋上緣凹陷正中處。

陰陵泉穴

陰陵泉穴屬足太陰脾經，脾經氣血在此會合，脾經地部流行的經水及脾土物質混合物在本穴聚合堆積，故得名於此。

取穴位置

陰陵泉穴位於小腿內側，膝下脛骨內側凹陷中，與足三里穴相對。

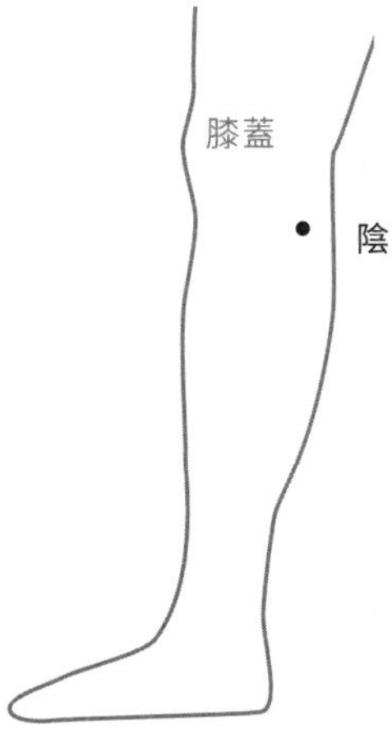

功效

- 陰陵泉穴有清利濕熱、健脾理氣、益腎調經、通經活絡的重要功效。
- 可以修飾曲線、恢復窈窕，促進腸胃功能的恢復，促進代謝等。
- 可用於治療暈眩、腹水、腹痛、腹脹、腹瀉、食慾不振、黃疸、腰腿痛、小便困難、尿失禁、遺精、陽痿、月經不調、痛經、卵巢炎等多種疾病。

按摩手法

拇指指端放於陰陵泉穴處，先順時針方向按揉2分鐘，再點按半分鐘，以痠脹為度。

艾灸療法	將點燃的艾條置於距離穴位皮膚3～5公分處，以穴位局部感覺溫和為度，懸灸約20分鐘，每日灸1～2次。
拔罐療法	用閃火法將火罐吸拔在穴位上，每次可吸拔10～15分鐘。
刮痧療法	可刮擦整條小腿，在陰陵泉穴部位重點刮擦，一般保持3分鐘以上為宜。

關於陰陵泉穴的注意事項

- 注意按摩的手法不要太重，特別是日常養生按摩，並不是力道越大越好，要以舒適為度，如果按摩後有局部疼痛，甚至出現瘀青，就代表按摩的力道過大了。
- 艾灸一般距離皮膚3～5公分為佳，太遠作用微弱，太近則容易燙傷，感覺局部溫熱但不刺痛就好。
- 按摩陰陵泉穴的時間並不受限制，任何時間段都可以按，但是一般按揉時長在10分鐘以上效果最好。剛開始揉的時候可能會有痛感，適應了之後就不會那麼痛了，當然，這也說明脾濕的情況正在好轉。

三陰交穴

三陰交穴出自《針灸甲乙經》，是足厥陰肝經、足太陰脾經、足少陰腎經三條經脈交會之處。其穴名是指足部的肝脾腎三條陰經中氣血物質在本穴交會，三陰交穴對人體以及在疾病理療方面有很重要的作用。

取穴位置

三陰交在小腿內側，腳踝內側尖上3寸，脛骨內側緣後方。

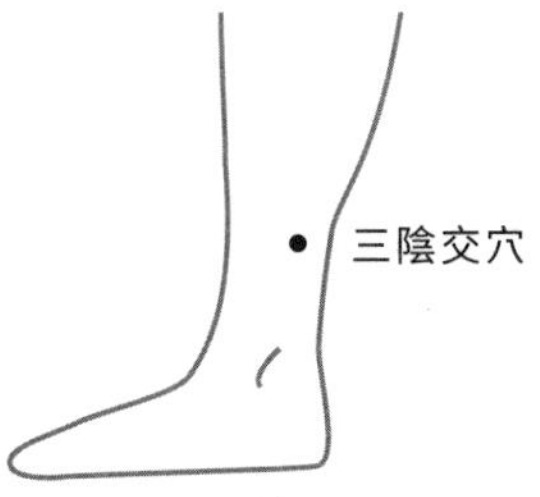

功效

- 可以補血養顏、調理月經、改善皮膚狀態、緊致肌肉。女性常揉可以健脾，從而減緩肌肉變鬆弛的進程，保持健康的肌肉狀態。
- 可用於治療脾胃虛弱、腸鳴腹脹、大便溏泄、消化不良、急性或慢性腸炎、細菌性痢疾、肝脾腫大、腹水浮腫、肝炎、膽囊炎等。

- 可健脾和胃、延緩衰老、調補肝腎、行氣活血、舒筋通絡。

按摩手法	拇指或中指指端按壓對側三陰交，一壓一放為一次；或先順時針再逆時針方向揉三陰交，持續10分鐘。
艾灸療法	艾炷灸3～7壯，或艾條灸5～15分鐘。
拔罐療法	常法拔罐即可。
刮痧療法	從上而下縱向豎刮，一般見皮膚變紅為宜。

關於三陰交穴的注意事項

- 長期艾灸三陰交穴會導致身體變寒涼，尤其是身體偏熱的人，過度對該穴位進行艾灸，不僅起不到原有的保健效果，反而會使體質發生改變。
- 月經期間和懷孕期間，禁止揉按三陰交穴。
- 按摩三陰交穴可以補血養顏，但一定要長期堅持才能看到效果。每天堅持對三陰交穴按揉15分鐘以上，就能保持身體年輕健康的狀態。如果感覺用手指按揉比較累，可以用經絡錘敲打，或用筷子頭按揉，也能起到相同的效果。

公孫穴

公孫穴位於脾經上，且聯絡足陽明胃經，是八脈交會的要穴，記載於《黃帝內經．靈樞．經脈》。穴名中的「公」即眾的意思，也就是支屬的總匯。「孫」是嗣續、順理的意思，統領全身的穴位。脾經與沖脈的氣血在此相會後化為天部的水濕風氣，因此公孫穴也被當作養生保健、祛濕的核心穴位。

取穴位置

公孫穴位於腳踝內側緣，第一蹠骨基底部的前下方。具體位置大概是從腳拇指到腳跟，離腳拇指近的1/3處，且兩腳位置一樣。

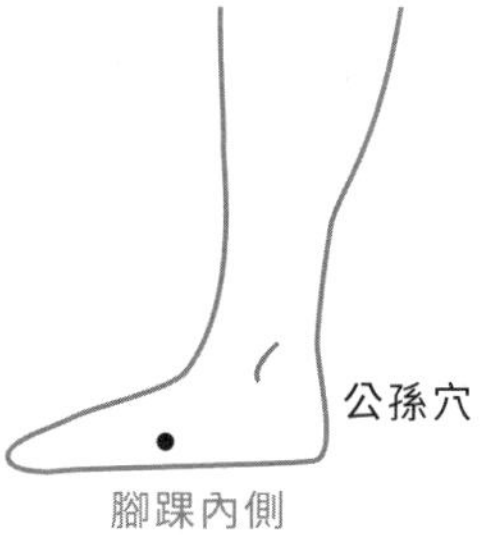

功效

- 可以健脾化濕、和胃理中。
- 以掐、按等方式強刺激公孫穴，可以疏導全身氣血，改善脾虛腎弱的情況，還能滋陰降火，加快小腸蠕動，從而改善便秘。
- 常按摩公孫穴可以幫助人們消除胃火、補益脾氣，改善胃部不適以及其他感冒症狀。
- 以重力掐、按行瀉法強刺激公孫穴，可以改善女性經期血氣運行，消除寒滯引起的氣血不暢，緩解疼痛。

按摩手法	腳拇指彎曲，以手指尖垂直揉按穴位。每天早晚各揉按一次，每次揉按1～3分鐘。
艾灸療法	用艾條溫灸公孫穴大約5～20分鐘，每日一次，可有效緩解嘔吐、水腫、胃痛等。

關於公孫穴的注意事項

- 艾灸公孫穴的方法適合病症較重的患者，如果只是為了調養身體，用按摩的方式就可以了。
- 按摩公孫穴的最佳時間為上午9～11點。

中脘穴

中脘穴出自《針灸甲乙經》，是任脈、手太陽與少陽、足陽明交會之處。其穴名中的「中」字是相對於上脘穴、下脘穴來說的，因為中脘穴在此二穴的中間。「脘」字本義是指空腔，這裡指的是胃部、胃腑。因為古人認為中脘穴位於胃部的中間，所以稱其為「中脘」。

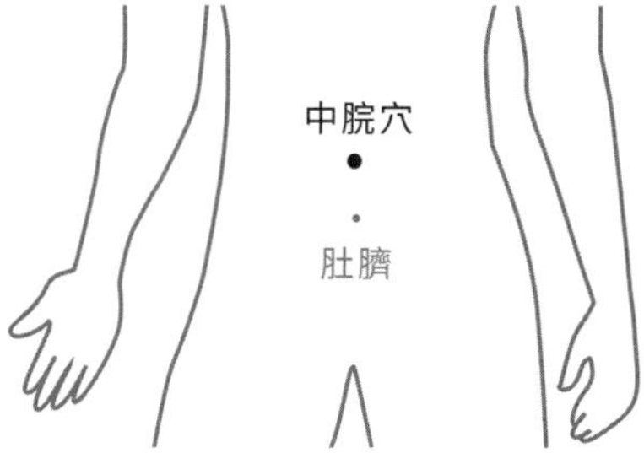

取穴位置

中脘穴位於上腹部，胸骨下端和肚臍連接線之中點（也就是肚臍上方4根橫指處）。

功效

- 可以疏肝養胃、消食導滯、和胃健脾、降逆利水。
- 中脘穴也具有減肥瘦身的作用，而且經常按摩此穴可以促消化、促氣血，還有去眼袋、美容養顏、延緩衰老的作用。
- 可以治療腸鳴、泄瀉、便秘、便血、腋下疼痛、慢性肝炎等。

按摩手法	推揉中脘穴3～5分鐘，長期堅持按摩，可以改善黃疸、頭痛等。
艾灸療法	用艾條溫灸中脘穴5～10分鐘，一天一次，可治療頭痛、失眠、驚風。
拔罐療法	用拔氣罐，留罐中脘穴10～15分鐘，隔日一次，可緩解頭痛、黃疸、便秘等身體不適的症狀。

刮痧療法

用角刮法刮拭中脘穴，以出痧為度，隔日一次，可以治療腹脹、嘔吐等。

關於中脘穴的注意事項

- 孕婦禁止按摩中脘穴。
- 寒則補之留針或多灸，熱則瀉針出氣或水針。
- 如果採取針灸法，要注意不宜深刺，若深刺入腹腔，針下出現落空感，再深則刺中胃壁，針下有柔軟的阻力，腹中有烘熱或疼痛感放散至胸咽及兩側季肋部，應立即退針，否則針尖穿透胃壁至胰腺和大血管，就可能會導致意外。

水分穴

水分穴出自《針灸甲乙經》，屬任脈。其穴名中的「水」字是指地部水液，「分」字即分開的意思。其穴名的意義是指任脈的冷降水液在這裡分流。

取穴位置

水分穴位於上腹部，前正中線上，即肚臍上方一拇指寬處。

功效

- 有消腫益肺、健脾補腎、疏通任脈、利水化濕等功效。
- 可治療腹瀉、腹水、腹脹、腸鳴、泄瀉、小兒腦門凹陷、腰脊疼痛等。
- 可緩解水腫、小便不通、尿道感染、反胃、嘔吐等。

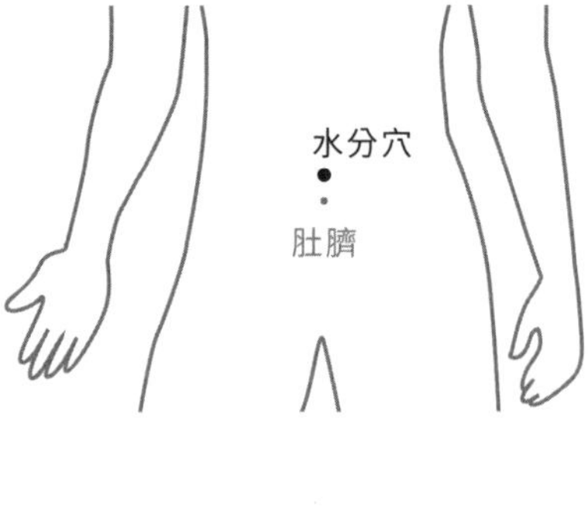

按摩手法　可以反覆用手指按壓水分穴，或者用四指集中按壓水分穴，同時保持規律地呼吸，就能達到潤肺、健脾補腎、利水化濕的效果。

艾灸療法　艾炷灸3～7壯，艾條灸5～15分鐘。

關於水分穴的注意事項

- 常用於中青年和老年人的保健及疾病治療，尤其適合肥胖和腸胃功能低下的朋友。
- 水分穴對於脾胃相當有益，尤其是治療脾胃疾病的效果很好。但是，請記住養生穴位只能起到保健的效果，如果真的得了脾胃疾病，則需要服用藥物或接受進一步治療，若單純地透過穴位按摩，想獲得明顯效果會需要較長的時間。
- 孕婦不能按摩此穴。

天樞穴

天樞穴出自《黃帝內經・靈樞・骨度》，屬足陽明胃經。其穴名的意思是指在天樞穴這個位置，氣血的運行有兩條路徑：一是穴內氣血外出大腸經所在的天部層次；二是穴內氣血循胃經運行。

取穴位置

天樞穴位於中腹部，肚臍向左右三指寬處，也就是肚臍眼旁邊2寸的地方。

功效

- 有理氣止痛、活血散瘀、清利濕熱等功效。
- 可以促進腸道良性蠕動，增強胃動力；可以治療腹脹、腸鳴、肚臍周圍腹痛、泄瀉、急性胃腸炎、小兒腹瀉、痢疾、便秘、膽囊炎、肝炎、腹水、腸麻痺、消化不良、噁心想吐等。
- 天樞穴可以用來治療女性月經不調、痛經、子宮內膜炎以及功能不良性子宮出血等。

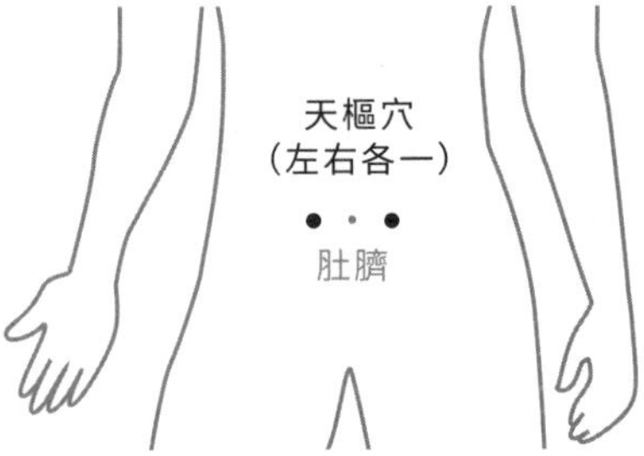

按摩手法	用大拇指按揉，力道稍大，以產生痠脹感為佳。
艾灸療法	用艾條迴旋灸天樞穴10分鐘，一天一次。

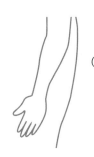

拔罐療法	用拔氣罐拔罐天樞穴，留罐10分鐘，隔日一次。
刮痧療法	用角刮法，讓刮痧板的邊緣朝向刮拭的方向傾斜，輕刮天樞穴。

關於天樞穴的注意事項

- 基本上，按摩天樞穴適合所有年齡層；艾灸天樞穴只適用於中年人和青年人；在天樞穴使用皮內針[2]，則是適用於成年人，兒童不宜使用。
- 按摩天樞穴適合各種體質的人，尤其是比較敏感的族群，可以在沒有痛苦的情況下，達到理想的治療效果。
- 按摩天樞穴時力道可以適當調整，以舒服為宜。為了提高療效，可以在穴位上做圓形按揉的動作，雙手方向一致。順時針揉可治療便秘，逆時針揉可治療泄瀉。

2 是以特製的小型針具固定於腧穴部的皮內或皮下，進行較長時間埋藏的一種方法。又稱埋針法。

● 艾灸天樞穴的時間不可過長，一般是10～15分鐘，直到被艾灸的人感到腹部有舒適的溫熱感，或明顯的腸胃蠕動即可。

氣海穴

氣海穴出自《針灸甲乙經》，屬任脈，是保健、強壯的要穴。其穴名中的「氣」是指氣態物，「海」就是大的意思。其穴名的意思是指任脈水氣在此吸熱後氣化脹散，如同氣之海洋。

取穴位置

氣海穴位於下腹部，體前正中線臍下1寸半，即肚臍下2指寬處。直線連接肚臍與恥骨上方，將其分為十等分，從肚臍3/10的位置，即為此穴。

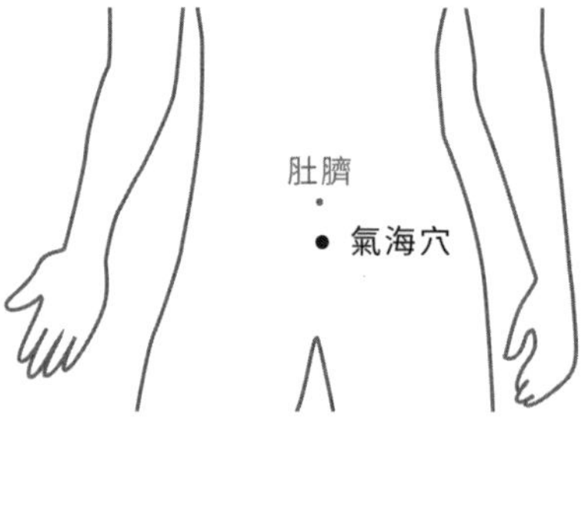

功效

- 有增補元氣、提升下陷的陽氣、調理氣機、調經止帶等功效。
- 氣海穴是治療一切真氣不足、中氣下陷、久治不癒的慢性疾病和下焦氣機失調的要穴。
- 氣海穴是生氣之源，所以有調氣機、益元氣、補腎虛、固精血的作用。

按摩手法	用大拇指按揉氣海穴約200次，或按揉3～5分鐘，能治療四肢乏力、月經不順。
艾灸療法	艾炷灸5～10壯，或艾條溫灸15～30分鐘。

關於氣海穴的注意事項

- 寒則補之灸之，熱則瀉針出氣。
- 長期堅持按摩氣海穴，可以強身健體，提高抵抗力。
- 孕婦不可以艾灸或針灸氣海穴。

關元穴

關元穴出自《黃帝內經．靈樞．寒熱病》，屬任脈，為足三陰、任脈交會之處。其穴名中的「關」是關卡的意思，「元」是指元首，其穴名意指任脈氣血中的滯重水濕在此關卡不得上行，就像天部水濕的關卡一般，所以此穴被稱為關元穴。

取穴位置

關元穴位於下腹部，體前正中線臍下3寸（從臍中起，四指併攏橫向的距離）。

功效

- 關元穴有培腎固本、調節回陽的作用，能夠治療陽痿、早洩、月經不調、經血崩漏、帶下、不孕、子宮脫垂、閉經、遺精、遺尿、小便頻繁、小便不通、痛經、產後出血、小腹痛、腹瀉、痢疾等症狀。

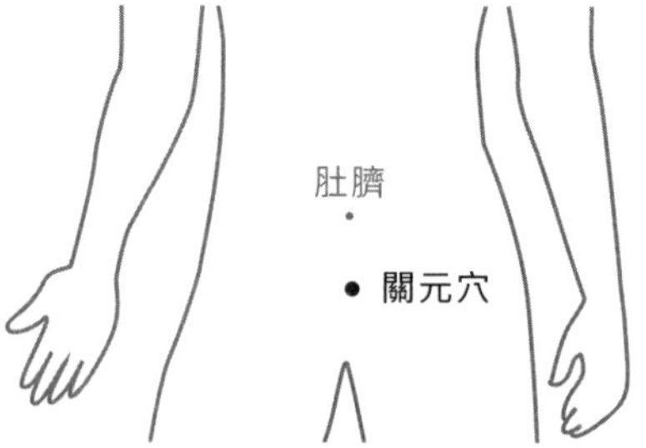

● 關元穴是小腸的募穴[3]，小腸之氣結聚此穴並經此穴輸轉至皮部。它為先天之氣海，是養生吐納、吸氣凝神的地方，所以是保健強身的長壽穴。

按摩手法	用手掌根部推揉關元穴2～3分鐘，如果長期按摩，可以改善痛經、失眠等。
艾灸療法	用艾條溫灸關元穴5～10分鐘，一天一次，可以治療蕁麻疹、痛經、失眠等。
拔罐療法	用拔氣罐，留罐關元穴10～15分鐘，隔日一次，可以治療失眠、痢疾、脫肛等。
刮痧療法	從上向下刮拭。

3 指臟腑之氣匯聚於胸腹部的一些特定穴位。

關於關元穴的注意事項

- 古人有「秋灸關元，春灸氣海」的說法，立秋前後10天都是灸關元穴的最佳時間。
- 治療虛證、強身健體多用灸法，治療實證多用針法。
- 孕婦禁用針灸關元穴的方法。
- 在針刺關元穴前，應先排淨小便，以防刺傷膀胱。

腎俞穴

腎俞穴出自《黃帝內經·靈樞·背腧》，屬足太陽膀胱經，是腎之背俞穴。其穴名中的「腎」是指腎臟，「俞」是輸送的意思。腎俞穴的穴名是指腎臟的寒濕水氣由此外輸至膀胱經。

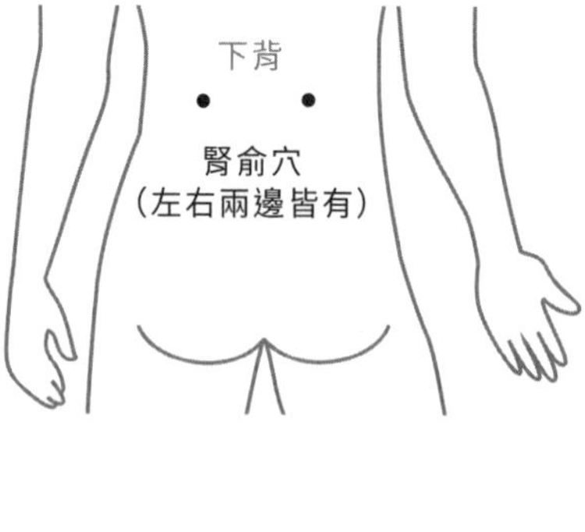

取穴位置

腎俞穴位在背部第二腰椎棘突的兩側約1.5寸處（和前面的肚臍平齊正好是第二腰椎）。

功效

- 腎俞穴有益腎助陽、強腰利水、調腎氣、聽耳明目的作用。
- 從字面上理解，腎俞穴是專門針對腎臟部位的穴位，它可以緩解腰痛，對腎病、高血壓、陽痿等生殖系統問題，以及女性婦科疾病都有很好的治療效用。
- 在疲勞時，按摩腎俞穴，可以快速補足腎氣，改善疲勞症狀。

按摩手法	雙掌摩擦至熱後，把掌心貼於腎俞穴，反覆3～5分鐘，或直接以手指按揉腎俞穴，至出現痠脹感，並且腰部微微發熱。
艾灸療法	艾炷灸或溫針灸5～7壯，艾條灸5～10分鐘。

拔罐療法	用火罐，留罐5～10分鐘，隔日一次，可以緩解小便不利、水腫等。
刮痧療法	從上而下刮拭腎俞穴，力道可以微重，出痧為度，能夠緩解腰痛、小便不利。

關於腎俞穴的注意事項

- 腎俞穴是不能以重力敲擊的，特別是有腎病、腎積水的患者，如果敲擊會加重病情。
- 寒則先瀉後補或補之灸之，熱則瀉之。
- 常用於中青年和老年人的保健及疾病治療，尤其適合高血壓、腎絞痛和有生殖系統疾病的患者。

大腸俞穴

大腸俞穴出自《脈經》，屬足太陽膀胱經，是大腸之背俞穴。其穴名中的「大腸」即大腸腑，大腸俞穴的穴名是指大腸腑中的水濕之氣由此外輸膀胱經。

取穴位置

大腸俞穴位於薦骨上方的腰部，當第四腰椎棘突下，左右二指寬處（即左右旁開1.5寸）。

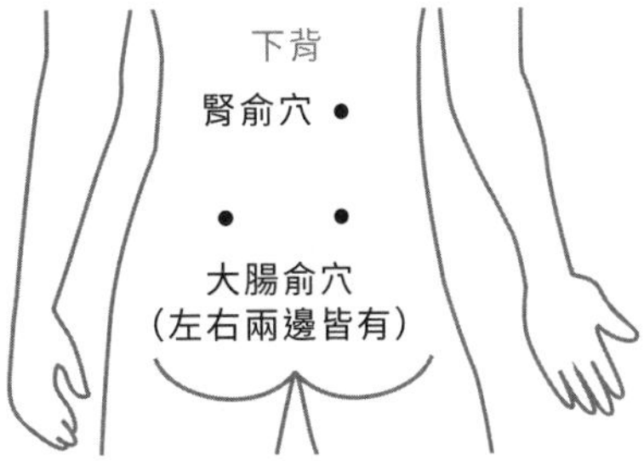

功效

- 大腸俞穴具有理氣降逆、調腸通腑、強健腰膝的作用，是治療腰腿痛的要穴，也是治療大腸疾病的常用穴。
- 大腸俞穴能夠減緩腹痛、腹脹、便秘、腸鳴、腰脊痛、坐骨神經痛、闌尾炎、腸出血、腎炎等。
- 大腸俞穴還具有健腰背、調腸腑的功能，可以改善背部僵硬、腰足疼痛、腰部扭傷、坐骨神經痛。

按摩手法	按摩前先將手搓熱，然後一邊緩緩吐氣一邊強壓大腸俞穴6秒鐘，以手指指腹或指節按壓，並做圈狀按摩，如做重複10次。
艾灸療法	艾炷灸或溫針灸5～7壯，艾條溫灸10～15分鐘。

關於大腸俞穴的注意事項

- 寒則先瀉後補或補之灸之，熱則瀉之。
- 按摩大腸俞穴還可以加速體內毒素代謝，增加肌膚光澤。

委中穴

委中穴出自《黃帝內經·靈樞·本輸》，屬足太陽膀胱經，五行中屬土，膀胱的下合穴，四總穴之一。其穴名中的「委」是彎曲的意思，「中」是指穴內氣血所在為天人地三部的中部。其穴名的意義是膀胱經的濕熱水氣在此聚集。

取穴位置

委中穴位於股二頭肌腱與半腱肌腱中間，即膝蓋後側中央（膝蓋後面直線的中間），在我們彎曲腿部時，位於膝關節的背面凹陷處最裡端的正中點。

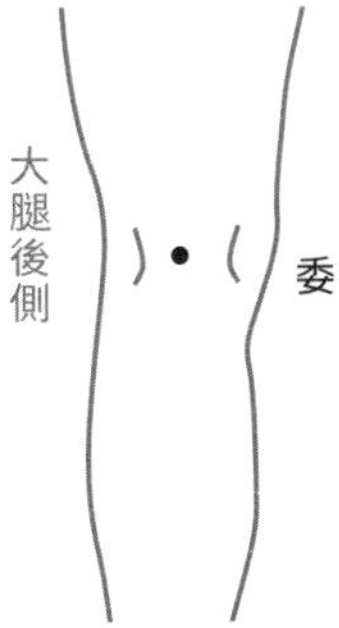

功效

- 具有舒筋通絡、活血散瘀、清熱解毒等作用，是臨床常用刺血要穴之一，尤其經常用來治療腰腿痛之痲痺。
- 委中穴是足太陽經脈之合穴，足太陽經脈從頭至足，沿整個腰背部循行，兩循行支合於委中穴，根據「經脈所過，主治所及」的循經取穴規律，委中穴可以緩解腰背腿痛。
- 有通調胃腸氣機，降逆止瀉的作用，是治療急性腸胃炎的特效穴。

按摩手法	用兩手拇指端按壓兩側委中穴，力道以稍感痠痛為宜，一壓一鬆為一次，連做10～20次。
艾灸療法	將艾條點燃後置於委中穴上，在距離穴位皮膚2～3公分處進行懸灸，每次艾灸5～20分鐘即可，以穴位局部溫熱但無明顯灼痛感為度。

關於委中穴的注意事項

- 膀胱經最活躍的時機為下午3～5點，在這段時間之內刺激委中穴的效果會更顯著。
- 委中穴所處的部位血管豐富，宜刺絡放血，主治急性熱病、失眠抑鬱，尤其對於急性腰部扭傷效果顯著，比單純針刺的效果更好。
- 體質素虛、精血不足、病久體衰、貧血、一切虛脫之症和習慣性流產、失血、易於出血的患者及孕婦禁用委中穴。

承山穴

承山穴出自《針灸甲乙經》，屬足太陽膀胱經。其穴名中的「承」是承接的意思，「山」是指腓腸肌之隆起處。此穴在腓腸肌肌腹下端凹陷處，其形如山谷，此處承載一身如山之重，所以命名為「承山」。

取穴位置

微微施力踮起腳尖，小腿後側肌肉浮起的尾端就是承山穴。

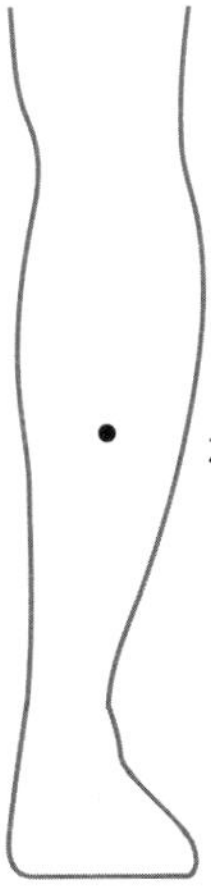

腳踝後側

功效

- 承山穴具有舒筋解痙、理腸療痔的作用，是治療足太陽膀胱經循行通路下肢疾患和肛門病變的常用穴，也是治療腓腸肌痙攣和痔瘡的特效穴。
- 承山穴可以緩解急性頸部扭傷、急性腰側扭傷、肩周炎、腓腸肌痙攣、坐骨神經痛、膝蓋痛、腳痛等疾病。
- 承山穴還能夠治療多種肛門疾病，如脫肛、肛門周圍搔癢、便秘等。

按摩手法	用四指輕輕握住小腿，用大拇指的指腹按揉穴位，每次左右穴位各按揉1～3分鐘，也可以兩側穴位同時按揉。
艾灸療法	隔物以灸儀艾灸30～50分鐘，溫度控制在38～45℃；艾條懸灸10～15分鐘；艾炷灸5～7壯。

關於承山穴的注意事項

- 所謂「承山滅頑濕」，身體濕氣較重的人可以試著按一按這個穴位，有助於排除體內的濕氣，強身健體。
- 揉按承山穴時，剛開始只能輕輕地按、輕輕地揉，以感覺到痠脹微痛為宜，慢慢地可以加重手法，在能保障效果的情況下，應該盡量把疼痛感減到最小。
- 每天早上起床時，將兩腿伸到床外，讓承山穴正好擱在床沿上，兩腿左右擺動，也可以按摩承山穴。
- 承山穴雖然處於肌肉豐厚處，但不宜過深或過度刺激，以免引起腓腸肌痙攣或下肢痠脹不適。

- 對承山穴用拔罐或刮痧的方法，也有一定的效果，不過拔罐、刮痧的力量不如點按集中。

03／這麼多年，你的泡腳方法可能都不對

夏季三伏天裡，體表毛孔經常張開，氣血往上、往外走，體內的寒濕痰飲較其他時間更容易排出去，因此順應這個時節的特點，多曬太陽、多泡腳，會有事半功倍的效果。

與曬太陽一樣，氣血調動起來，寒邪就散去了

宋代初期，漕運工人長期涉水工作，時間久了，身體內積累的濕邪越來越重，導致他們晚上睡眠品質下降，並且極易患傷寒感冒。

有一些人後來發現，連續一段時間用熱水泡腳，可以祛除身體裡的濕氣和寒氣，增強體魄，使人不容易患病。漸漸地，「泡腳」或「足浴」這種簡單易行的養生保健方法逐漸被廣大民眾接受，直到今天，仍是人們保健養生的好方法。

在中醫理論裡，**經過足部的經脈有很多，比如膀胱經、脾經、腎經、胃經和肝經**。在這些經脈中，首先膀胱經是人體的一條大陽經，上面有許多穴位，處於人體的陽面，主要分布在頭部、後背、腿後側，具有溫陽、發汗、解表的效果。因此，泡腳對於受寒感冒的改善效果特別好，它的原理就是通過溫暖腳部，使身體的陽經暖起來，跟太陽曬背的道理一樣，全身氣血都會被調動起來，寒邪也就散去了。

膀胱經不僅是一條解表的大陽經，也是人體最大的「垃圾站」。膀胱經和腎經互為表裡，腎臟代謝的水液垃圾、痰濕等，都會通過膀胱經，以汗液和小便的方式排出體外。泡腳有促使膀胱經運行、發汗的作用，汗液排出的同時，可以帶走體內新陳代謝所產生的垃圾。這也就是很多人在泡完腳出汗之後，感覺渾身輕鬆的原因，體內的一部分黏膩濕氣垃圾被排出去了，當然會感覺身體輕盈。對於想減肥的朋友，泡腳是一個簡單易行、毫不費力的好方法。

前面我們也有提到，除了膀胱經，足部還有脾經、腎經、胃經和肝經。由於經脈的原穴多分布在四肢末端，而原穴的刺激可以直接調動整條經脈的功能，因此，**泡腳可以通過刺激腎、脾經脈的原穴，達到增強脾腎功能的保健作用。**而且，腳底的穴位也非常多，泡腳時搭配一些腳底穴位的按摩，效果會更好，比如說，泡腳的同時刺激湧泉穴，可以溫補腎陽之氣，增強身體免疫力。

泡腳的注意事項

雖然泡腳有很多好處，但也有幾點需要提醒大家注意。

泡腳的水溫該如何拿捏？

中醫醫師建議，泡腳的水溫只需比人體體溫高一點，泡腳水無須太燙，太燙不僅不舒服，也傷身體。

泡腳泡到什麼程度呢？泡多長時間？

如果泡腳沒有泡出汗，基本上幾乎是沒有效果的，但是泡腳也不需要泡到大汗淋漓，泡腳泡到微微出汗即可。所謂「汗血同源」，出汗太多則會消耗氣血津液，嚴重者可能會導致人體脫水、津液虧虛。尤其是陰虛體質的個體、體弱的孩子和老人，平時本來就不容易出汗，泡腳泡到身上有發熱的感覺就可以停止了，強行發汗反而會傷及氣血。

至於泡腳的時間長短還是要以自己的感覺為標準。一般情況下，成年人泡腳不超過30分鐘，冬天泡腳的時間可以比夏天長一些。

小孩子可以泡腳嗎？

小孩子可以泡腳，但是如果沒有受寒的症狀，就不需要經常泡腳。通常一週一次就足夠，以溫水泡10分鐘即可。

泡腳的最佳時機是何時？

泡腳的時間不宜過晚，最好在晚上9點之前完成。晚上本是陽氣收斂的時間，人體和環境都保持在安靜的狀態，如果泡腳的時間太晚，身體氣血循環加快，人精神變得興奮之後，可能會影響到睡眠品質。

感冒的時候可以泡腳嗎？

可以，但不是所有感冒狀況都適合泡腳。泡腳有助於發汗、排寒濕，對於風寒感冒，泡腳的效果很好。然而，對於熱性感冒，泡腳不僅無效，還有可能起反作用，也就是說，如果你有黃鼻涕、嗓子發炎紅腫、乾咳等津液不足的症狀，就不要泡腳了。

月經期間可以泡腳嗎？

盡量避免。泡腳過程中的生理變化是很複雜的，但無疑會加快體內氣血運行，促進血管擴張，不適合月經期的女性或者身體有傷口未痊癒的人。

泡腳前、後的注意事項

泡腳前，應該適量吃點東西，不要空腹泡腳，但也不要過飽。泡腳後，盡量不要外出吹風淋雨，因為泡腳發汗，全身毛孔會張開，在這種情況下外邪很容易侵入，如果有特殊情況一定要外出，就要等到汗收後再出門。

現代社會，人們普遍貪涼，尤其是夏天，冷氣幾乎成為生活必需品，還愛吃冰凍、寒涼食品。久而久之，陽氣就會受損，體內的寒邪和濕氣越來越重，身體正常的生理功能也會受到干擾。再加上現代人普遍缺乏運動，久坐不動使得離心臟最遠的手腳供血不足，從而導致手腳冰冷。

所謂「**寒從腳起**」，要做到有效祛濕，首先應該避免我們腳部受涼。每天晚上可以撥出半個小時的時間，用稍微溫熱的水泡泡腳，不僅能放鬆身心，還可以刺激腳部的血液循環和經絡，有助於提高人體免疫力，趕走濕氣。

濕氣致病，為害甚廣。追根溯源，所有的疾病都是由體內濕氣的日益積聚開始的。在濕氣面前，沒有人能獨善其身，然而，如果通過調整飲食和改善生活習慣，就可以達到「辟邪不至，長生久視」的效果。

體內排濕：

擺脫精神不振、虛胖水腫、胸悶腹脹、關節痠痛等問題，教你培養百病自癒力

作　　者　王柳青、翟煦

責任編輯　李雅蓁 Maki Lee
責任行銷　鄧雅云 Elsa Deng
封面裝幀　李涵硯 Han Yen Li
版面構成　黃靖芳 Jing Huang
校　　對　許芳菁 Carolyn Hsu

發 行 人　林隆奮 Frank Lin
社　　長　蘇國林 Green Su

總 編 輯　葉怡慧 Carol Yeh
主　　編　鄭世佳 Josephine Cheng
行銷經理　朱韻淑 Vina Ju
業務處長　吳宗庭 Tim Wu
業務專員　鍾依娟 Irina Chung
業務秘書　陳曉琪 Angel Chen
　　　　　莊皓雯 Gia Chuang

發行公司　悅知文化　精誠資訊股份有限公司
地　　址　105台北市松山區復興北路99號12樓
專　　線　(02) 2719-8811
傳　　真　(02) 2719-7980
網　　址　http : //www.delightpress.com.tw
客服信箱　cs@delightpress.com.tw
I S B N　978-626-7288-47-4
建議售價　新台幣399元
首版一刷　2023年6月
首版五刷　2024年10月

國家圖書館出版品預行編目資料

體內排濕：擺脫精神不振、虛胖水腫、胸悶腹脹、關節痠痛等問題，教你培養百病自癒力／王柳青，翟煦著. -- 一版. -- 臺北市：悅知文化精誠資訊股份有限公司,2023.06
320面；17×21.5公分
ISBN 978-626-7288-47-4 (平裝)
1.CST: 中醫 2.CST: 養生 3.CST: 健康法

413.21　　112009101

建議分類｜醫療保健

dp 悅知文化
Delight Press

線上讀者問卷 TAKE OUR ONLINE READER SURVEY

當氣候變化異常
或人體正氣不足、免疫力下降時，
停留在人體各個部位的濕氣，
就會成為致病因素。

——————《體內排濕》

請拿出手機掃描以下QRcode或輸入
以下網址，即可連結讀者問卷。
關於這本書的任何閱讀心得或建議，
歡迎與我們分享 :)

https://bit.ly/3ioQ55B

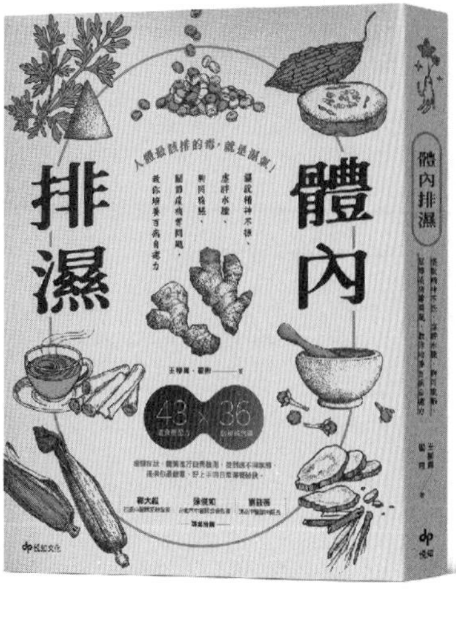